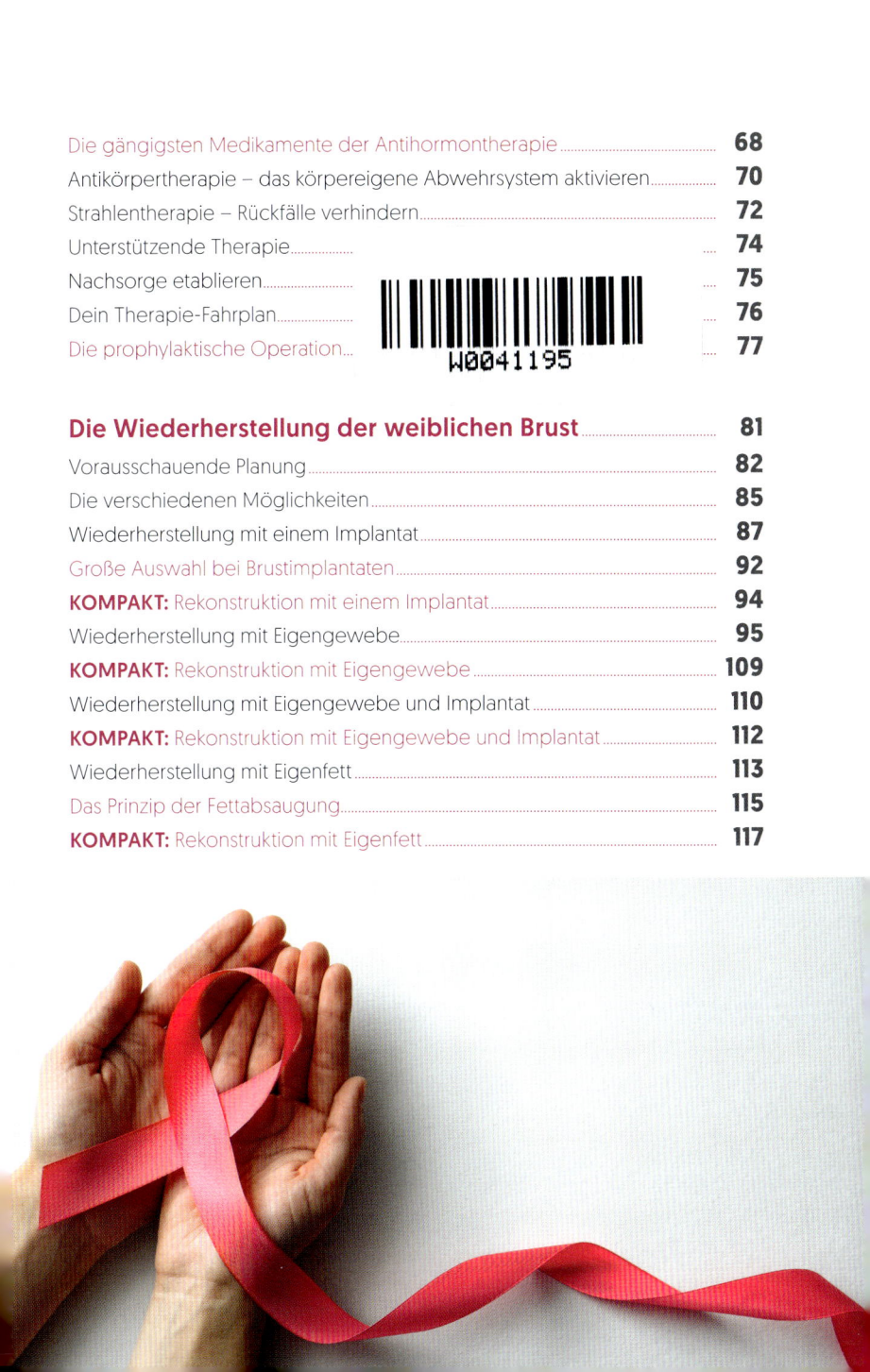

W0041195

Dr. med. Vanessa Tessmann

BRUST
DIAGNOSE
KREBS

Alles, was du jetzt wissen musst

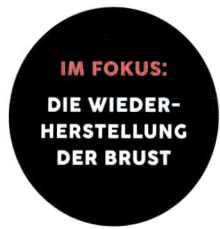

IM FOKUS:
DIE WIEDER-
HERSTELLUNG
DER BRUST

herbig

Inhalt

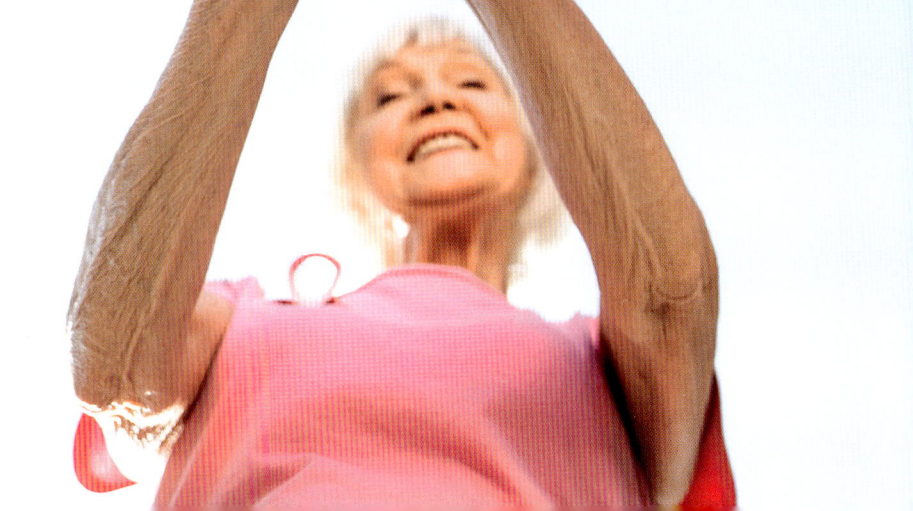

Gut informiert durch eine **schwere Zeit**

Volle Sprechstunden und begrenzte Zeit für die Patientinnen führen oft dazu, dass im Arzt-Patientinnen-Gespräch viele Fragen unbeantwortet bleiben, sei es, weil sie nicht angesprochen oder nur oberflächlich behandelt wurden. Leider ist dies die Realität! Für viele Betroffene ist es verständlicherweise sehr herausfordernd und schwierig, mit dem Gefühl der Ungewissheit in ihrer Ausnahmesituation nach der Diagnose Brustkrebs umzugehen. Daher ist es umso wichtiger, dass Informationen in einer verständlichen Form zugänglich sind.

Frau Dr. Vanessa Tessmann ist es gelungen, in ihrem Buch die Brustkrebserkrankung und die verschiedenen Therapiemöglichkeiten, insbesondere die Wiederherstellung der weiblichen Brust durch die Plastische Chirurgie, äußerst verständlich darzustellen, ohne dabei die komplexen wissenschaftlichen Erkenntnisse zu vernachlässigen.

Beim Lesen des Buches wird deutlich, dass es Frau Dr. Vanessa Tessmann als Frau und Ärztin ein Herzensanliegen ist, den Betroffenen einen Leitfaden zur Bewältigung ihrer schweren Situation zur Verfügung zu stellen und ihnen Zuversicht zu vermitteln.

Ich bin sehr dankbar, dass ich Frau Dr. Vanessa Tessmann auf ihrem beruflichen Weg in der Plastischen, Rekonstruktiven und Ästhetischen Chirurgie über einige Jahre begleiten durfte, und ich gratuliere ihr herzlich zu ihrem beruflichen Erfolg sowie zu diesem äußerst gelungenen Buch.

Regensburg, Juni 2024

Prof. Dr. Dr. med. univ. Lukas Prantl
Direktor des Hochschulzentrums für Plastische-, Ästhetische-,
Hand- und Wiederherstellungschirurgie der Universität Regensburg

Du bist **nicht allein**

Liebe Leserin,

vermutlich hast du dieses Buch zur Hand genommen, weil du selbst – oder deine Mutter, Schwester oder eine liebe Freundin – kürzlich die Diagnose Brustkrebs bekommen hast. Vermutlich hat diese Nachricht dich unvorbereitet getroffen und du hast viele Fragen: Warum gerade ich? Habe ich etwas falsch gemacht? Was kommt nun auf mich zu? Muss ich jetzt meine Brust entfernen lassen? Werde ich wieder ganz gesund? Dazu müssen eine ganze Reihe von Untersuchungen absolviert und Entscheidungen getroffen werden, die du vielleicht nicht ganz überblickst und im Arztgespräch nicht vollständig klären kannst.

Doch: Damit stehst du nicht allein – Brustkrebs ist die häufigste Krebserkrankung der Frau, und statistisch gesehen erkrankt jede 8. Frau im Laufe ihres Lebens an Brustkrebs. Aber es lohnt sich zu »kämpfen«! Die therapeutischen Möglichkeiten einer Brustkrebserkrankung haben sich in den letzten Jahren stetig verbessert und sind vor allem deutlich individueller auf die einzelne Patientin abgestimmt, sodass mittlerweile gute Heilungschancen bestehen – auch für dich! Dadurch rückt deine Lebensqualität nach einer Brustkrebserkrankung zunehmend in den Fokus, wobei die Wiederherstellung der Brust eine besonders wichtige Rolle spielt. Letztendlich geht es darum, dass du dich nach deiner Brustkrebserkrankung in deinem Körper wieder wohlfühlen kannst.

Mir ist es wichtig, mit diesem Buch zu zeigen, dass die Brustkrebsthematik und die Wiederherstellung der weiblichen Brust in engem Zusammenhang stehen. Die Brustkrebsdiagnostik und -behandlung ist in der Gynäkologie angesiedelt, während die Wiederherstellung der weiblichen Brust in der Regel durch die Plastische Chirurgie erfolgt. Meines Erachtens ist die Verzahnung der beiden Bereiche von Anfang an essenziell für eine optimale Brustkrebsbehandlung. Du solltest als Patientin bereits bei Diagnosestellung bzw. Festlegung der Therapie wissen, dass und auf welche Weise eine ansehnliche Wiederherstellung deiner Brust möglich ist.

Als Frau und Ärztin ist es mir dabei eine Herzensangelegenheit, dir in deiner aktuellen Situation fachkundige Hilfe zu leisten, deine Fragen zu beantworten und dir Orientierung und sinnvolle Tipps zu geben. Du bekommst einen Leitfaden an die Hand, um die Optionen zu verstehen, zu erkennen, was jetzt wichtig ist, und entsprechend aktiv und kompetent zu entscheiden. So nimmst du dem Krebs seine Bedrohlichkeit, kannst informiert handeln und arbeitest aktiv an deiner Genesung mit.

Während meiner Weiterbildung zur Fachärztin für Plastische und Ästhetische Chirurgie habe ich mehrere Jahre am Brustzentrum eines deutschen Universitätsklinikums gearbeitet. In diesem Rahmen war ich täglich in die Behandlung von Brustkrebspatientinnen involviert und habe mit vielen betroffenen Frauen sprechen können. Meine vielfältigen Erfahrungen und Erkenntnisse aus jenen Jahren fließen in dieses Buch mit ein.

Auch wenn nun ein herausfordernder Weg vor dir liegt – vergiss nicht: Du bist nie allein, es gibt wirksame Behandlungsmethoden und gute Heilungsaussichten! Ich wünsche dir alles Gute für deinen Weg.

Herzlichst

Vanessa Tessmann

Aufbau und **Funktion** der weiblichen Brust

Ob groß oder klein, fest oder weich, gleich oder unterschiedlich geformt – die Brust ist so einzigartig wie die Frau, zu der sie gehört, zumindest äußerlich betrachtet. Der innere Aufbau der Brust ist jedoch im Grunde bei jeder Frau gleich.

Die Bedeutung
der **Anatomie**

Im Zusammenhang mit einer Brustkrebserkrankung ist es sehr wichtig, dass du dich und deinen Körper gut kennst und von Aufbau und Funktion der weiblichen Brust weißt: Diese Kenntnisse unterstützen dich dabei, Veränderungen in deiner Brust schon in einem frühen Stadium zu erkennen. Das Wissen um die Anatomie deiner Brust befähigt dich auch, in Gesprächen mit medizinischem Fachpersonal klarer zu kommunizieren und Informationen besser einordnen zu können.

Und: Die Anatomie und Funktion der Brust spielen auch eine entscheidende Rolle bei den Therapieentscheidungen im Zusammenhang mit Brustkrebs. So beeinflussen Faktoren, wie die Lokalisation des Tumors, die Größe der Brust sowie weitere anatomische Gegebenheiten maßgeblich die Festlegung der therapeutischen Vorgehensweise. Die Kenntnis ermöglicht dir also auch ein besseres Verständnis für das therapeutische Vorgehen sowie für die Wiederherstellung deiner Brust.

Drüsen- und Fettgewebe

Deine Brust (lat. **Mamma**) besteht im Wesentlichen aus Drüsengewebe und Fettgewebe – genauer aus 10–20 Brustdrüsenläppchen, die von Binde- und Fettgewebe umgeben sind und sich aus einer Vielzahl einzelner Brustdrüsen zusammensetzen. Zur Vereinfachung wird häufig auch die gesamte Brust als Brustdrüse bezeichnet. In den Brustdrüsen wird nach der Geburt eines Kindes die Muttermilch produziert, die über die Ausführungsgänge der Brustdrüsenläppchen, die Milchgänge, zur Brustwarze (lat. **Mamille**) geleitet wird. Bei etwa 10 % aller Frauen sind die Milchgänge zu kurz ausgebildet, was zu eingezogenen Brustwarzen (sog. Schlupfwarzen, Hohlwarzen oder Flachwarzen) führt. Schlupfwarzen können ein- oder beidseitig vorliegen und Schwierigkeiten beim Stillen verursachen. Neu aufgetretene Einziehungen der Brustwarze können allerdings auch ein Anzeichen für Brustkrebs sein, insbesondere wenn sie einseitig sind, und sollten daher immer abgeklärt werden (s. Kapitel »Mögliche Hinweise auf Brustkrebs«, S. 28).

Die Brustwarze ist von dem deutlich pigmentierten Brustwarzenhof umgeben: der **Areole**. Der Brustwarzenhof kann in seiner Breite und Länge unterschiedlich sein. Talg- und Duftdrüsen verursachen die Erhebungen im Bereich des Warzenhofes, und Brustwarze und Brustwarzenhof werden gemeinsam auch als **Mamillen-Areolen-Komplex** bezeichnet. Vereinfacht gesagt kann Brustkrebs von den Zellen der Drüsenläppchen ausgehen, oder, was weitaus häufiger ist, von den Zellen, die die Milchgänge bilden.

Blutgefäße, Nerven und Lymphgefäße

Die Blutversorgung deiner Brust erfolgt über mehrere zuführende (arterielle) bzw. abführende (venöse) Blutgefäße aus verschiedenen Richtungen und Gewebeschichten. An der Gefühlswahrnehmung im Bereich der Brust wieder-

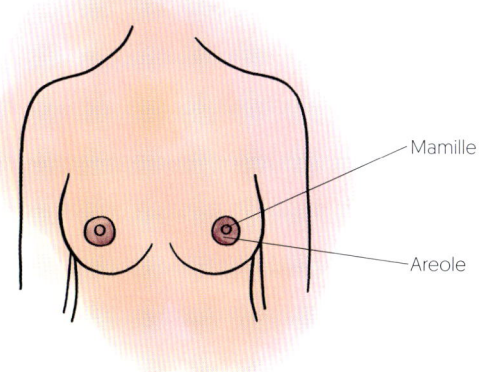

Mamille

Areole

Die weibliche Brust

um sind verschiedene Nerven aus verschiedenen Richtungen und Gewebeschichten beteiligt.

In deiner Brust gibt es außerdem verschiedene **Lymphgefäße**, die zusammen mit den Lymphknoten sowie den lymphatischen Organen das Lymphsystem bzw. das lymphatische System bilden. Das Lymphsystem ist Teil des körpereigenen Abwehrsystems und ähnelt in seiner netzartigen Struktur dem Blutgefäßsystem. Über die Lymphbahnen wird die überschüssige Gewebeflüssigkeit (Lymphe) aus den verschiedenen Körperregionen gesammelt, abtransportiert und schließlich dem Blutgefäßsystem zugeführt. Dabei fließt die Lymphflüssigkeit der Brust hauptsächlich in Richtung Achselhöhle ab, wohingegen die Lymphbahnen in Richtung Brust- und Schlüsselbein eine geringere Rolle spielen.

Den Lymphabflusswegen kommt vor allem bei der Diagnostik und Therapieplanung bösartiger Brusterkrankungen eine enorme Bedeutung zu, denn wenn Brustkrebs sich ausbreitet, geschieht dies hauptsächlich über die Lymphbahnen. Die Tumorzellen wandern dann über die Lymphgefäße in die Lymphknoten, wo sie sich ansiedeln und somit Lymphknotenmetastasen bilden. Am häufigsten sind die Lymphknoten der Achselhöhle betroffen, je nach Lage des Tumors in der Brust können aber auch die Lymphknoten im Bereich des Schlüsselbeins oder Brustbeins betroffen sein.

Häufig müssen Lymphknoten entnommen und untersucht werden, um die Ausbreitung des Brustkrebses genau zu bestimmen, worauf wiederum

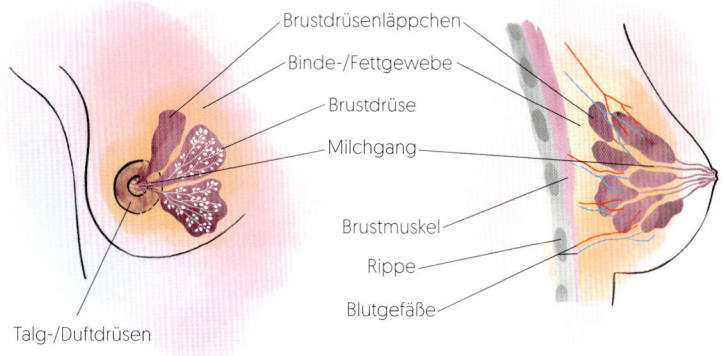

Brustdrüsenläppchen
Binde-/Fettgewebe
Brustdrüse
Milchgang
Brustmuskel
Rippe
Blutgefäße
Talg-/Duftdrüsen

Die Anatomie der Brust

weitere Therapiemaßnahmen aufbauen. Vielleicht ist auch bei dir eine Entnahme der Lymphknoten geplant oder du kennst die Thematik von anderen Betroffenen? Dazu später mehr ab Seite 55 ff.

Die Funktion der weiblichen Brust

Neben der biologischen Funktion der weiblichen Brust zur Produktion von Muttermilch und dem Stillen vom Säugling – die weibliche Brust ist die größte Drüse des Körpers! – ist deine Brust auch ein sekundäres Geschlechtsmerkmal, also Ausdruck deiner Attraktivität und Weiblichkeit, und kann großen Einfluss auf dein Selbstbild und dein weibliches Selbstbewusstsein haben. Brust und Brustwarze sind außerdem erogene Zonen und sichtbares Symbol für Leben und Sexualität.

Wenn es dir geht wie vielen Frauen, die nach ihrer Therapie beim täglichen Blick in den Spiegel nicht mehr an die durchgemachte Brustkrebserkrankung erinnert werden möchten, zeige ich dir in diesem Buch die verschiedenen Möglichkeiten zur Wiederherstellung der Brust auf. Auch der Verzicht auf eine Wiederherstellung der Brust ist eine Möglichkeit. Da insbesondere mit einer einseitigen Brustlosigkeit häufig Haltungsschäden einhergehen, sollte diese Entscheidung allerdings wohlüberlegt getroffen werden. Dieses Buch gibt dir Informationen zu allen Varianten.

Diagnose
Brustkrebs

Brustkrebs ist die häufigste Krebserkrankung bei Frauen. Aktuell wird die Diagnose über 70.000-mal im Jahr allein in Deutschland gestellt. Doch Brustkrebs ist nicht die gefährlichste Krebsart für Frauen, und wenn er rechtzeitig erkannt wird, bestehen gute Heilungschancen.

Was genau ist **Brustkrebs**?

Brustkrebs (lat. **Mammakarzinom**) ist eine bösartige, raumfordernde Erkrankung, die vom Brustdrüsengewebe ausgeht. Medizinisch spricht man auch von einem **malignen Tumor** der Brust.

Die mit ca. 70–80 % häufigste Form des Brustkrebses bzw. eine Vorläuferläsion davon entsteht in den Zellen der Milchgänge. Man spricht in diesem Fall von einem **duktalen Mammakarzinom**. Aber auch in den Zellen der Brustdrüsenläppchen kann Brustkrebs entstehen, was als **lobuläres Mammakarzinom** bezeichnet wird und mit 10–15 % deutlich seltener ist. Diese Darstellung ist etwas vereinfacht, denn es gibt zahlreiche Unterformen und Varianten, sehr häufig können Tumoren nämlich nicht einem speziellen Typ zugeordnet werden. Die Entstehung von Krebs ist ein komplexer Prozess, der durch eine Kombination genetischer Faktoren sowie Umwelt- und Lebensstilfaktoren beeinflusst wird. Warum bzw. an welchen Stellen in der weiblichen Brust Entartungen und Tumorwachstum vorkommen, ist nicht so einfach zu erklären.

Unterschiedliche Einflüsse können zu genetischen Veränderungen in den Brustdrüsenzellen führen, sodass die Brustdrüsenzellen entarten. Das bedeutet, dass sie ihre ursprüngliche Funktion verlieren, sich unkontrolliert vermehren und in gesundes Gewebe einwachsen, wodurch dieses zerstört wird. Geraten einzelne dieser entarteten Zellen in Lymphbahnen oder das Blutgefäßsystem, können sie sich im Körper verteilen und Absiedelungen bilden, was als **Metastasierung** bezeichnet wird.

Brustkrebs in **Zahlen, Daten und Fakten**

Alle Zahlen beziehen sich auf die Bundesrepublik Deutschland und sind der Seite krebsdaten.de entnommen.

Brustkrebs ist die häufigste Krebserkrankung der Frau.

13 % aller Frauen erkranken = **jede 8. Frau.**

70.000 Frauen erkranken jährlich.

0,1 % aller Männer erkranken = einer von 760 Männern (700 jährlich).

1 % der Erkrankten sind Männer.

Das mittlere Erkrankungsalter bei Frauen beträgt **64** Jahre.

3 von 10 betroffenen Frauen sind bei Diagnosestellung jünger als 55 Jahre.

Das mittlere Erkrankungsalter bei Männern beträgt 72 Jahre.

Bei 30 % der Betroffenen liegt eine familiäre Häufung vor.

Die frühe Erkennung begünstigt die Prognose.

Gute **Vorsorge** treffen

Eine Brustkrebserkrankung früh zu identifizieren, ist von großer Bedeutung für Therapie und Prognose. Je früher Brustkrebs erkannt wird, desto besser sind deine Heilungschancen! Aber auch nach einer überstandenen Brustkrebserkrankung sollten die regelmäßigen Untersuchungen deiner Brust für dich Pflicht sein.

Die regelmäßige Selbstuntersuchung

Nimm dir am besten einen festen Tag im Monat, an dem du die Selbstuntersuchung deiner Brust durchführst. Der beste Zeitpunkt dafür ist wenige Tage nach Beginn der Regelblutung. Die Brust ist zu diesem Zeitpunkt besonders weich und somit besser zu beurteilen. Also: Jeden Monat einmal bewusst Zeit für dich und deine Brust nehmen! Nach der Menopause, also nach der letzten Regelblutung, solltest du deine Brust unbedingt weiterhin einmal im Monat zu einem festen Zeitpunkt abtasten (beispielsweise an jedem 1. im Monat). So wird dir deine Brust vertraut und du kannst verdächtige Veränderungen besser erkennen.

Die Selbstuntersuchung der Brust erfolgt durch systematisches Abtasten der gesamten Brust, der Brustwarze sowie der Achselhöhle und dem Bereich um das Schlüsselbein. Du solltest deine Brüste dabei in kreisförmigen Bewegungen im Stehen und im Liegen abtasten. Betrachte deine entkleidete Brust bei guten Lichtverhältnissen und in unterschiedlichen Positionen auch vor dem Spiegel (von vorne, von der Seite, mit hängenden/erhobenen/an der Hüfte aufgestützten Armen und mit nach vorne gebeugtem Oberkörper). Zusätzlich kannst du deine Brust und Brustwarzen auch in Bewegung beobachten, indem du vor dem Spiegel die Arme nach oben und unten nimmst. Achte dabei auf Formveränderungen und darauf, ob deine Brüste sich gleichmäßig mitbewegen und ob die Brustwarzen dabei in etwa auf gleicher Höhe sind.

Ärztliche Untersuchungen und Mammografie

Ab dem 30. Lebensjahr solltest du dich einmal jährlich frauenärztlich untersuchen lassen. In diesem Rahmen erfolgt eine Tastuntersuchung der Brust sowie der Lymphabflusswege, die bei Bedarf durch eine **Ultraschalluntersuchung** ergänzt werden kann.

Zusätzlich sollte zwischen dem 50. und 75. Lebensjahr im Abstand von zwei Jahren eine **Mammografie** gemacht werden. Je nach deinem Risikoprofil und Lebenserwartung kann dieser Rhythmus auch bei älteren Patien-

Aufmerksam sein und bleiben

Nimm dir bewusst Zeit und achte auf Veränderungen von Haut, Brustdrüse und Brustwarzen – insbesondere auf Asymmetrien, Unregelmäßigkeiten, Verhärtungen, Einziehungen, Vorwölbungen, Rötungen oder Flüssigkeitsaustritt aus der Brustwarze. Ist dein Befund auffällig, solltest du umgehend einen Termin bei deiner Frauenärztin bzw. deinem Frauenarzt vereinbaren. Aber bitte keine Panik – es gibt auch zahlreiche gutartige Veränderungen der Brust!

tinnen weitergeführt werden bzw. eine Mammografie auch bei jüngeren Frauen sinnvoll sein.

Ist eine Mammografie ab dem 50. Lebensjahr denn wirklich notwendig? Wie bei jeder Untersuchung können im Rahmen einer Mammografie, wenn auch selten, falsch-negative und falsch-positive Befunde entstehen, was dazu führen kann, dass Brustkrebs entweder nicht erkannt wird oder es zu Überdiagnose und Übertherapie kommt. Die häufig gefürchtete Strahlenbelastung durch eine Mammografie beträgt ca. 0,2 bis 0,4 Millisievert, was in etwa der jährlichen Strahlenbelastung durch unsere Nahrung entspricht und somit als eher gering einzustufen ist. Die Mammografie sollte definitiv in absolut regelmäßigen Abständen durchgeführt werden, da sie bei vergleichsweise geringen Risiken eine frühzeitige Brustkrebsdiagnose ermöglicht. Eine frühzeitige Diagnose wiederum erfordert in der Regel eine weniger radikale Therapie und bietet dir außerdem bessere Heilungsaussichten.

Unter bestimmten Voraussetzungen kann außerdem ein **MRT** (Magnet-Resonanz-Tomografie) der Brust sinnvoll sein, zum Beispiel, wenn die Ergebnisse der Mammografie nicht eindeutig genug sind oder wenn aus irgendeinem Grund keine Mammografie durchgeführt werden konnte. Folge hier unbedingt dem Rat deiner Frauenärztin oder deines Frauenarztes.

Früherkennungsprogramme

Frauen, die ein erhöhtes Risiko für eine Brustkrebserkrankung haben, sollten an einem intensivierten Früherkennungsprogramm teilnehmen. Dies betrifft dich insbesondere, wenn bei dir eine entsprechende Genveränderung oder ein gehäuftes familiäres Brustkrebsvorkommen besteht, oder Frauen, bei denen bereits eine Zellveränderung diagnostiziert wurde, die das Brustkrebsrisiko erhöht. Sofern du selbst zu einer dieser Gruppen gehörst, sollte die frauenärztliche Brustuntersuchung mit Ultraschalluntersuchung bereits ab dem 25. Lebensjahr durchgeführt werden und halbjährlich stattfinden. Außerdem ist hier eine jährliche MRT-Untersuchung deiner Brust angeraten. Das Mammografie-Screening sollte für dich bereits ab dem 40. Lebensjahr beginnen und im Abstand von 1–2 Jahren wiederholt werden. Dieses intensivierte Früherkennungsprogramm kann je nach Risiko individuell angepasst werden.

Bei Vorliegen bestimmter familiärer Konstellationen ist eine genetische Beratung bzw. genetische Testung auf Brustkrebs-begünstigende Veränderungen sinnvoll. Wenn du dir nicht sicher bist, ob das für dich wirklich zutrifft, können dir die nachfolgenden Kriterien aus dem Leitlinienprogramm Onkologie helfen. Sie rechtfertigen nämlich eine genetische Testung. Bitte beachte dabei, dass sich die Angaben auf *eine* familiäre Linie (mütterlicherseits *oder* väterlicherseits) beziehen.

Kriterien aus dem Leitlinienprogramm Onkologie, mit denen die behandelnden Ärztinnen und Ärzte eine genetische Testung veranlassen können:
- 3 Frauen mit Brustkrebs
- 2 Frauen mit Brustkrebs, wobei mind. eine Frau ≤ 50 Jahre
- 1 Frau mit beidseitigem Brustkrebs ≤ 50 Jahre
- 1 Frau mit Brustkrebs ≤ 35 Jahre
- 1 Frau mit Brust- und Eierstockkrebs
- 1 Frau mit Brustkrebs und 1 Frau mit Eierstockkrebs
- 1 Frau mit Brust- oder Eierstockkrebs und 1 Mann mit Brustkrebs
- 2 Frauen mit Eierstockkrebs

Die vorsorgliche, sogenannte prophylaktische beidseitige Entfernung der Brust stellt natürlich ebenfalls eine Möglichkeit dar, das Brustkrebsrisiko zu senken (s. dazu S. 77). Auch eine beidseitige Entfernung der Eierstöcke gehört hier zu möglichen Vorsorgemaßnahmen.

Je nachdem, ob bei dir Risikofaktoren (s. S. 25 ff.) für eine Brustkrebserkrankung vorliegen oder nicht, wird deine Brustkrebsvorsorge also etwas unterschiedlich verlaufen. Die Tabelle auf der folgenden Seite listet die verschiedenen Untersuchungen sowie deren Intervalle auf, die für dich in deiner jeweiligen Situation zutreffend sind.

Art der Untersuchung	Frauen ohne Risikofaktoren	Frauen mit Risikofaktoren
Anamnese-/Aufklärungs-gespräch über Risiko-faktoren	Ja	Ja
Regelmäßige Brust-Selbstuntersuchung	Ja	Ja
Genetische Beratung/Testung	Nein	Ja
Klinische Untersuchung	≥ 30 Jahre: jährlich	≥ 25 Jahre: halbjährlich (ggf. früher)
Mammografie	≥ 50–75 Jahre: 2-jähr-lich (≥ 75 Jahre je nach Risikoprofil und Lebens-erwartung)	≥ 40 Jahre: 1–2-jährlich (ggf. früher)
Ultraschalluntersuchung	Ggf.	≥ 25 Jahre: halbjährlich (ggf. früher)
MRT-Untersuchung mit Kontrastmittel	Ggf.	≥ 25 Jahre: jährlich
Risikoreduzierende beidseitige Entfernung der Brust	Nein	Ggf.
Risikoreduzierende beid-seitige Entfernung der Eierstöcke	Nein	Ggf.
Weitere Intensivierung der Brustkrebsvorsorge	Nein	Individuell

Die Brustkrebsvorsorge für Frauen ohne und mit Risikofaktoren (Genetische Mutation, familiäres Risiko, Brustwandbestrahlung, Vorläuferstadium etc.)

Hormonelle, genetische und weitere **Risikofaktoren**

Vielleicht fragst du dich, warum gerade du die Diagnose Brustkrebs bekommen hast. Diese Frage ist nicht so einfach zu beantworten, denn an der Entstehung von Brustkrebs sind hormonelle, genetische und viele weitere, sehr unterschiedliche Faktoren beteiligt.

Hast du vielleicht sehr früh deine erste Regelblutung bekommen oder erst mit Mitte 50 oder später das letzte Mal menstruiert? Hast du keine Kinder zur Welt gebracht oder erst relativ spät dein (erstes) Kind bekommen? Hast du aus persönlichen oder medizinischen Gründen nicht gestillt? All diese Faktoren können zu einem gesteigerten Brustkrebsrisiko führen. Auch eine hormonhaltige Empfängnisverhütung oder eine Hormonersatztherapie im Rahmen der Wechseljahre können das Brustkrebsrisiko erhöhen bzw. das Wachstum bestimmter Tumoren verstärken. Man spricht in diesem Fall von einem hormonabhängigen Brustkrebs. Als Baustein der Therapie eines solchen hormonabhängigen Tumors wird die Antihormontherapie eingesetzt. Dazu mehr ab Seite 66 ff.

Was begünstigt Brustkrebs?

Dichtes Brustdrüsengewebe enthält mehr Brustdrüsenzellen als weniger dichtes Gewebe. Demzufolge besteht auch eine höhere Zellaktivität, wodurch die Wahrscheinlichkeit für genetische Veränderungen bzw. Mutationen steigt. Auch eine frühere Brustkrebserkrankung steigert das Risiko für eine erneute Erkrankung.

Darüber hinaus gibt es bestimmte Zellveränderungen, die das Brustkrebsrisiko erhöhen oder bereits die Vorstufe von Brustkrebs darstellen. Sie werden als **Läsionen mit unsicherem biologischem Potenzial** bezeichnet. Zellveränderungen, die das Brustkrebsrisiko erhöhen, sind beispielsweise die **atypische duktale Hyperplasie (ADH)**, die **lobuläre (intraepitheliale) Neoplasie (LIN/LN)**, die **flache epitheliale Atypie (FEA)** das **Papillom** oder die **radiäre Narbe** bzw. **komplexe sklerosierende Läsion**. Du kannst diese Zellveränderungen weder sehen noch tasten. Man erkennt sie nur im Rahmen bestimmter Früherkennungsuntersuchungen, zum Beispiel als Ablagerungen von Mikrokalk (sog. Mikrokalzifikationen). Jede der genannten Veränderungen birgt unterschiedliche Risiken für die Entwicklung von Brustkrebs. Daher sind nicht alle Veränderungen automatisch Vorstufen von Krebs, sondern manchmal nur Risikofaktoren, die die Entstehung von Krebs begünstigen können.

Darüber hinaus konnte die Forschung in den letzten Jahren bereits zahlreiche Genveränderungen (Genmutationen) identifizieren, die mit einem erhöhten Brustkrebsrisiko einhergehen – zum Beispiel: BRCA1, BRCA2, PALB2, CHEK2, BARD1, ATM, RAD51C und RAD51D. Das höchste Risiko, an Brustkrebs zu erkranken, haben Frauen mit einer Mutation in den **BRCA-Genen 1 und 2**. BRCA steht für B**r**east-**Ca**ncer-Gen, »Brustkrebs-Gen«. Diese Gene sollen die Tumorentstehung unterdrücken und so den Körper schützen. Sind sie verändert, können sie diese Aufgabe nicht mehr erfüllen, und das Krebsrisiko steigt bei den betroffenen Frauen. Wurde bei dir eine solche Genveränderung nachgewiesen, liegt die Wahrscheinlichkeit, dass du bis zum 70. Lebensjahr an Brustkrebs erkrankst, zwischen 55 und 85 Prozent. In manchen Fällen kann ein erhöhtes familiäres Risiko allerdings nicht auf eine bekannte Genveränderung zurückgeführt werden.

Grundsätzlich erhöhen auch das zunehmende Alter, ein Body-Mass-Index (BMI) größer als 40, verminderte körperliche Aktivität, eine Blutzuckerkrankheit, eine erfolgte Strahlentherapie der Brustwand, Alkohol oder Nikotin das Risiko, an Brustkrebs zu erkranken.

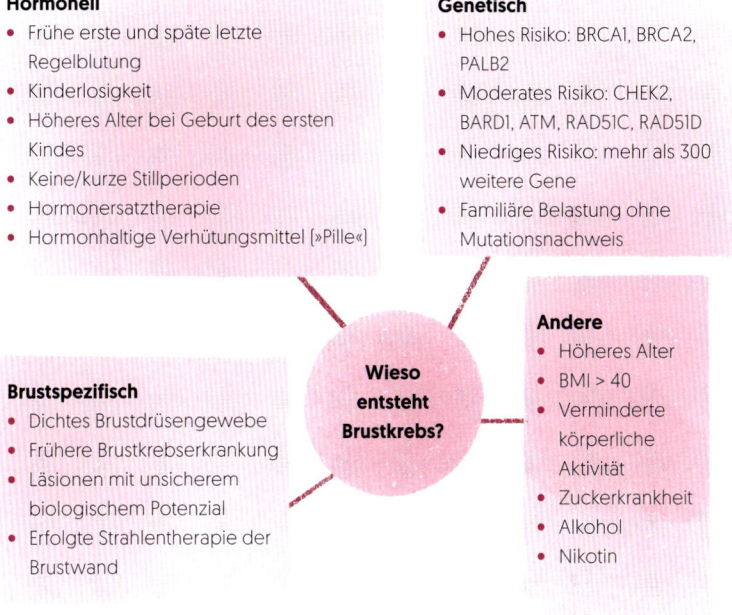

Hormonell
- Frühe erste und späte letzte Regelblutung
- Kinderlosigkeit
- Höheres Alter bei Geburt des ersten Kindes
- Keine/kurze Stillperioden
- Hormonersatztherapie
- Hormonhaltige Verhütungsmittel [»Pille«]

Genetisch
- Hohes Risiko: BRCA1, BRCA2, PALB2
- Moderates Risiko: CHEK2, BARD1, ATM, RAD51C, RAD51D
- Niedriges Risiko: mehr als 300 weitere Gene
- Familiäre Belastung ohne Mutationsnachweis

Wieso entsteht Brustkrebs?

Andere
- Höheres Alter
- BMI > 40
- Verminderte körperliche Aktivität
- Zuckerkrankheit
- Alkohol
- Nikotin

Brustspezifisch
- Dichtes Brustdrüsengewebe
- Frühere Brustkrebserkrankung
- Läsionen mit unsicherem biologischem Potenzial
- Erfolgte Strahlentherapie der Brustwand

Die verschiedenen Faktoren, die die Entstehung von Brustkrebs begünstigen

Mögliche Hinweise
auf Brustkrebs

Es gibt zahlreiche, sehr unterschiedliche Befunde, die auf eine Brustkrebserkrankung hinweisen können. Brustkrebs kann von außen aber auch lange Zeit unbemerkbar bleiben. In diesem Kapitel findest du die wichtigsten Hinweise und Befunde, die für eine Brustkrebserkrankung sprechen können.

Veränderungen wahrnehmen

Lokal kann sich Brustkrebs durch eine unscharf begrenzte, nicht verschiebliche Verhärtung im Bereich der Brustdrüse präsentieren. In fortgeschrittenen Stadien kann es dann zu einer (einseitigen) Größenveränderung der Brust kommen. Auch Hautveränderungen, Einziehungen, Vorwölbungen, Rötungen und Entzündungen der Brust können Hinweise auf eine Brustkrebserkrankung sein. Eingezogene Brustwarzen, Entzündungen oder eine Flüssigkeitsabsonderung der Brustwarzen sollten ebenfalls hinsichtlich einer Brustkrebserkrankung ärztlich abgeklärt werden (s. S. 29).

Da eine Brustkrebserkrankung den gesamten Organismus betrifft, kann sie sich durch weitere, unspezifische Symptome äußern. Sehr typisch für bösartige Erkrankungen ist ein gleichzeitiges Auftreten von unerklärlichem Fieber (höher als 38 °C), massivem Nachtschweiß und ungewolltem Gewichtsverlust von mehr als zehn Prozent des Körpergewichtes innerhalb von sechs Monaten (sogenannte B-Symptomatik, also Begleitsymptomatik). Auch ein Leistungsabfall kann auf eine Brustkrebserkrankung zurückzuführen sein. Und hat bereits eine Metastasierung stattgefunden, können, je nach betroffenem Organ, weitere, ganz unterschiedliche Beschwerden vorliegen.

Vergrößerte Lymphknoten im Bereich von Achselhöhle, Brust- oder Schlüsselbein, die des Öfteren als Hinweis auf eine Brustkrebserkrankung gedeutet werden, können ganz unterschiedliche Ursachen haben. So sind Lymphknoten im Rahmen einer Entzündung meist schmerzhaft vergrößert. Nicht schmerzhaft vergrößerte Lymphknoten können allerdings ein Hinweis auf Brustkrebs sein.

Lokal (brustspezifisch)	Systemisch (den gesamten Organismus betreffend)
• Schwer abgrenzbare, nicht verschiebliche Verhärtung	• Gewichtsverlust
• (Einseitige) Größenveränderung der Brust	• Fieber
• Einziehung, Vorwölbung, Rötung, Entzündung oder Hautveränderung an der Brust	• Nachtschweiß
• Einziehung, Entzündung oder Flüssigkeitsabsonderung der Brustwarze	• Leistungsabfall
• Nicht schmerzhafte Vergrößerung der Lymphknoten	• Beschwerden aufgrund einer vorliegenden Metastasierung (organspezifisch)

Die lokalen (brustspezifischen) und systemischen (den gesamten Organismus betreffenden) Hinweise auf eine Brustkrebserkrankung

Bereiche, in denen Brustkrebs entsteht

Bereits im Kapitel zu Aufbau und Funktion der weiblichen Brust (s. S. 11 f.) habe ich beschrieben, dass Brustkrebs im Brustdrüsengewebe bzw. in den Milchgängen oder in den Drüsenläppchen entsteht. Um die räumliche Lage eines Tumors in der Brust besser beschreiben zu können, wird die Brust in vier Quadranten eingeteilt:

- oben außen
- oben innen
- unten außen
- unten innen

Interessanterweise ist das Vorkommen von Brustkrebs nicht gleichmäßig über diese vier Quadranten verteilt, sondern es lassen sich bestimmte Häufungen feststellen. So treten etwa 55 Prozent aller bösartigen Tumoren der Brust **im oberen äußeren Bereich der Brust auf.** Jeweils 15 Prozent befinden sich im oberen inneren Bereich sowie im Bereich der Brustwarze und des Brustwarzenhofes. Die unteren Bereiche sind mit zehn Prozent (außen) sowie fünf Prozent (innen) weniger stark betroffen. Warum das so ist, lässt sich wissenschaftlich bisher nicht beantworten. Bei der regelmäßigen Selbstuntersuchung deiner Brüste sollte dich das Wissen über die Häufigkeiten aber umso aufmerksamer machen. In 5–25 Prozent der Fälle liegen mehrere Brustkrebsherde in einer Brust vor. In 1–3 Prozent sind gleichzeitig beide Brüste betroffen.

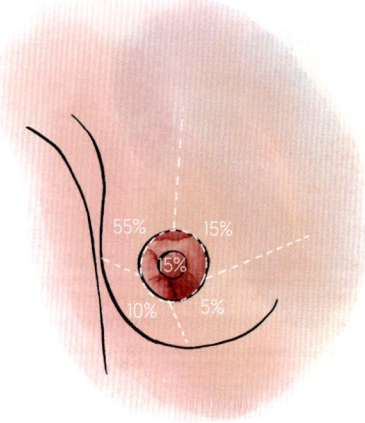

Die prozentuale Verteilung von Brustkrebs in den verschiedenen Bereichen der Brust

Der Weg zur **Diagnose**

Als Brustkrebspatientin kennst du das vermutlich schon, doch der Vollständigkeit halber soll hier nochmals der Weg zur gesicherten Brustkrebsdiagnose kurz skizziert werden.

Selbstuntersuchung

Im Rahmen der regelmäßigen Brust-Selbstuntersuchung können sich bereits Hinweise auf eine vorliegende Brustkrebserkrankung ergeben. Bitte besprich auffällige Befunde mit deiner Frauenärztin oder deinem Frauenarzt und lasse diese gegebenenfalls weiter abklären.

Ärztliche Untersuchung

Deine Ärztin oder dein Arzt wird dazu zunächst deine individuelle Krankengeschichte (Anamnese) abfragen. Im Anschluss daran erfolgt die Basisdiagnostik: Gemeint ist damit die körperliche Untersuchung der Brust sowie der Lymphabflusswege durch Betrachten (Inspektion) und Abtasten (Palpation).

Weitere Diagnostik mittels Bildgebung

Die weitere Diagnostik wird dann durch bildgebende Verfahren unterstützt. So führt deine Ärztin oder dein Arzt zur Abklärung auffälliger Befunde eine Ultraschalluntersuchung von Brust und Lymphabflusswegen durch. Meist wird zusätzlich zeitnah eine Mammografie angesetzt. In bestimmten Fällen kann auch eine MRT-Untersuchung der Brust mit Kontrastmittel erforderlich sein.

Gewebeprobe

Um die Verdachtsdiagnose abzusichern, wird bei dir als nächster Schritt eine Biopsie durchgeführt. Dabei wird mithilfe einer Hohlnadel eine Gewebeprobe aus der auffälligen Region deiner Brust entnommen.

Vorstellung im Brustzentrum

Bestätigt sich der Anfangsverdacht einer Brustkrebserkrankung, solltest du dich in einem Brustzentrum vorstellen. Brustzentren gibt es in vielen großen Kliniken. Sie werden durch die Kooperation verschiedener Fachdisziplinen gebildet und sind auf die Behandlung von Brust(krebs)erkrankungen spezialisiert. Ihr entscheidender Vorteil: Du profitierst als Patientin von Anfang an von der Zusammenarbeit von Ärztinnen und Ärzten aus unterschiedlichen Fachbereichen. Im Rahmen sogenannter Tumorboards besprechen hier Fachleute aus den Bereichen Gynäkologie, Onkologie, Radiologie, Strahlentherapie, Pathologie und Plastische Chirurgie die jeweils individuellen Befunde und treffen gemeinsam entsprechende Therapieentscheidungen. In bestimmten Fällen ist nach Maßgabe des Tumorboards weitere apparative Diagnostik wie eine Skelettszintigrafie oder eine (spezielle) Computertomografie erforderlich.

Die **Hieroglyphen**
im Arztbrief

pT1, pN0, M0, L0, V0, R0 … bitte was?

Angaben zur Klassifizierung von Brustkrebs im Arztbrief sind ohne medizinische Vorkenntnisse häufig nur schwer zu verstehen. Deswegen erkläre ich dir die wichtigsten Bezeichnungen auf den nächsten Seiten so verständlich wie möglich. Denn es ist für dich wichtig zu begreifen, was bei einer Brustkrebserkrankung in deinem Körper vorgeht. Nur so kannst du die entsprechenden Therapien und Möglichkeiten nachvollziehen, die dir angeraten werden, Eigenverantwortung für deine Gesundheit übernehmen und aktiv und kompetent entscheiden.

Die TNM-Klassifikation

Grundsätzlich kann man Brustkrebs anhand bestimmter Parameter in unterschiedliche Stadien einteilen. Durch diese Klassifizierung lässt sich meist auch der Erkrankungsverlauf gut einschätzen. Die im klinischen Gebrauch meistverwendete Einteilung ist die **TNM-Klassifikation**, die ich im Folgenden erklären möchte.

T = Primärtumor

Das T steht für den **Primärtumor** und dessen Ausdehnung. Ist der Brustkrebs auf die obersten Zellschichten begrenzt und durchbricht die Basalmembran nicht, handelt es sich um ein sogenanntes Carcinoma in situ, kurz **Tis**. Die Basalmembran ist die dünne Schicht, die das Oberflächengewebe der Milchdrüsengänge im Bereich der Brustdrüse von dem unterhalb liegenden Bindegewebe trennt. »In situ« ist lateinisch und bedeutet »am Ort«. Die veränderten Zellen wachsen also nicht invasiv und metastasieren auch nicht.

Kleinere Tumoren (bis zu 2 cm) werden als **T1-Tumoren** bezeichnet. Tumoren mit einem Durchmesser zwischen 2 cm und 5 cm befinden sich im **T2**-Stadium, größere Tumoren (größer als 5 cm) im **T3**-Stadium. Sind Haut oder Brustwand vom Brustkrebs betroffen, liegt ein **T4**-Stadium vor.

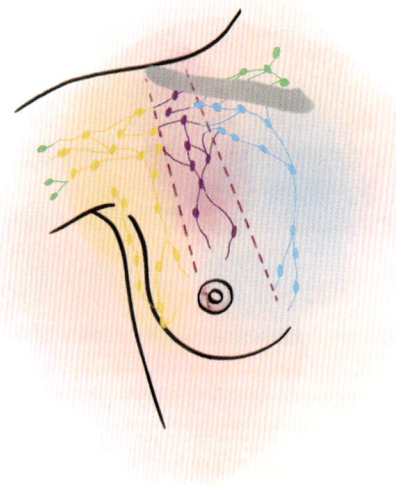

Die Lymphabflusswege der Brust mit farbiger Hinterlegung der Bereiche des Lymphabflusses

N = Nodalstatus

Das **N** steht für **Nodalstatus,** also die Metastasierung in regionäre Lymphknoten. »Nodus« ist das lateinische Wort für »Knoten«. Der erste Lymphknoten, über den der Lymphabfluss eines Tumors erfolgt, wird dabei als **Wächterlymphknoten** oder **Sentinel-Lymphknoten** bezeichnet. Er ist ein bedeutsames diagnostisches Hilfsmittel. Der Tumorbefall des Wächterlymphknotens ist maßgebend für die weiteren therapeutischen Entscheidungen. Gelegentlich gibt es auch mehrere Wächterlymphknoten.

Anhand der Lagebeziehung zum kleinen Brustmuskel (lateinisch: *Musculus pectoralis minor*) werden die Lymphbahnen der Brust außerdem in drei Bereiche (**Levels**) eingeteilt. Diese Levels spielen vor allem bei der operativen Therapie der Lymphabflusswege eine Rolle. Sie sind daher auch für die Einteilung in den Nodalstatus relevant.

Je nachdem, wie viele Lymphknoten und welche Lymphabflussbahnen betroffen sind, werden die Stadien entsprechend mit **N0 bis N3** klassifiziert. Dabei bedeutet **N0,** dass in den untersuchten Lymphknoten keine Tumorzellen nachgewiesen werden konnten. Die Lymphknoten sind also nicht vom Brustkrebs befallen. **N1** steht für den Befall beweglicher Lymphknoten der Achselhöhle (Level I und II). Im Stadium **N2** sind untereinander oder an anderen Strukturen fixierte Lymphknoten der Achselhöhle (Level I und II) oder isolierte Lymphknoten im Bereich des Brustbeins betroffen. Im **N3**-Stadium haben sich die Tumorzellen auf die Lymphknoten ober- und unterhalb des Schlüsselbeins (Level III) oder im Bereich des Brustbeins und der Achselhöhle gleichzeitig ausgeweitet.

Die Angabe zur Anzahl der operativ entfernten bzw. betroffenen Lymphknoten vervollständigt den Nodalstatus: So bedeutet beispielsweise die Angabe N1 (2/6), dass zwei von sechs Lymphknoten, die operativ entfernt und untersucht wurden, vom Tumor betroffen waren.

M = Metastasierung

Das **M** gibt an, ob eine (Fern-)**Metastasierung** vorliegt. Als Metastasierung wird die Tumorabsiedelung in andere Organsysteme bezeichnet. Auch Absiedelungen in Lymphknoten, die nicht zum Abflussgebiet der Brust gehören, gelten als Fernmetastasen. **M0** bedeutet, dass es keinen Hinweis auf eine Fernmetastasierung gibt. Es sind also keine anderen Organsysteme vom Brustkrebs betroffen. **M1** hingegen zeigt an, dass bereits eine Fernmetastasierung stattgefunden hat.

Am häufigsten metastasiert Brustkrebs in Knochen, Lunge, Brustwand oder Leber.

Zusätzliche Buchstaben

Weitere Angaben zum Tumor werden im Rahmen der TNM-Klassifikation durch zusätzliche Buchstaben widergespiegelt:

Ein **L** zeigt die Beteiligung von **Lymphgefäßen** an.

Ein **V** beschreibt die Invasion in die **venösen Blutgefäße**.

Somit könnte eine typische Bezeichnung so aussehen: T3, N3, M1, L1, V1.

Sie bedeutet, dass ein Tumor größer als 5 cm vorliegt, der sich bereits mit Tumorzellen auf die Lymphknoten ober- und unterhalb des Schlüsselbeins oder im Bereich des Brustbeins und der Achselhöhle ausgeweitet und in andere Organe metastasiert hat. Sowohl Lymphgefäße als auch venöse Blutgefäße sind betroffen.

Gut zu **wissen**

Die TNM-Klassifikation fasst zusammen, wie ein Tumor gewachsen ist, also wie groß er ist und ob bzw. wie er sich bereits ausgebreitet hat.

R = Status der Resektion

Nach der operativen Therapie wird zusätzlich ein **R** aufgeführt – für den Status der **Resektion**. So bedeutet **R0**, dass der Tumor »im Gesunden«, also vollständig entfernt wurde. **R1** zeigt an, dass an den Schnitträndern unter dem Mikroskop noch Tumorzellen nachgewiesen werden können. Bei einer **R2**-Situation ist das Tumorgewebe an den Schnitträndern bereits mit bloßem Auge zu erkennen (in bestimmten Fällen ist eine vollständige Entfernung des Tumors nicht möglich).

Weitere Kürzel

Ein vorangestelltes **c** steht für die Klassifikation nach klinischer Einschätzung. Eine operative Therapie bzw. pathologische Untersuchung ist in diesem Fall noch nicht erfolgt oder noch ausstehend. Das entsprechende Kürzel sieht dann so aus: **cTNM**.

Ein **p** wird nach pathologischer Untersuchung entsprechend ergänzt: **pTNM**.

Das vorangestellte **y** zeigt an, dass vor der operativen Therapie bereits eine Chemotherapie stattgefunden hat: **yTNM**.

Ein **r** beschreibt das Vorliegen eines erneut aufgetretenen Tumors (**Rezidiv**): **rTNM**.

a, b, c und d bezeichnen weitere Unterteilungen der T- bzw. N-Stadien (z. B. T2b).

Für eine Mikroinvasion des Tumors beim T1-Stadium steht beispielsweise **mi**. Mit **sn** ist der Sentinel-Lymphknoten gemeint.

X bedeutet, dass sich das entsprechende Merkmal nicht beurteilen lässt. So steht beispielsweise die Angabe **NX** für einen Zustand, bei dem nicht klar ist, ob sich der Tumor bereits in die Lymphknoten ausgebreitet hat.

Die Stadieneinteilung nach UICC/AJCC

Neben der TNM-Klassifikation spielt im klinischen Gebrauch auch die Stadieneinteilung der internationalen bzw. amerikanischen Vereinigung gegen Krebs eine wichtige Rolle. Die Union for International Cancer Control (UICC) ist eine internationale Organisation, die sich der Erforschung, Prävention und Behandlung von Krebserkrankungen widmet und ihren Sitz in Genf hat. Das American Joint Committee on Cancer (AJCC) ist eine vergleichbare amerikanische Organisation, die Leitlinien zur Diagnostik und Therapie festlegt und veröffentlicht. Anhand der **UICC- bzw. AJCC-Stadieneinteilung** lassen sich örtlich (lokoregional) begrenzte Brustkrebserkrankungen von fortgeschrittenen und metastasierten Erkrankungen unterscheiden.

Stadieneinteilung nach UICC/AJCC	TNM-Klassifikation	
0	Tis, N0, M0	
I A	T1, N0, M0	
I B	T0–T1, N1mi, M0	**örtlich begrenzt**
II A	T0–T1, N1, M0 T2, N0, M0	
II B	T2, N1, M0 T3, N0, M0	
III A	T0–T2, N2, M0 T3, N1–N2, M0	**örtlich fortgeschritten**
III B	T4, N0–N2, M0	
III C	Jedes T, N3, M0	
IV	Jedes T, jedes N, M1	**metastasiert**

Die UICC-/AJCC-Stadieneinteilung mit entsprechender TNM-Klassifikation

KOMPAKT: Alle Kürzel und ihre Beschreibungen

Die nachfolgende Tabelle listet alle Kürzel und die entsprechende Kurzbeschreibung auf. So kannst du im Zweifelsfall nachschauen und deine Arztbriefe besser verstehen.

TNM-Klassifikation	Bedeutung
Tis	Carcinoma in situ
T1	Tumorgröße ≤ 2 cm
T2	Tumorgröße > 2 cm und ≤ 5 cm
T3	Tumorgröße > 5 cm
T4	Tumor jeder Größe mit Infiltration von Haut oder Brustwand
N1	Befall beweglicher Lymphknoten der Achselhöhle (Level I und II)
N2	Befall fixierter Lymphknoten der Achselhöhle (Level I und II) oder isolierter Befall von Lymphknoten im Bereich des Brustbeins
N3	Befall von Lymphknoten ober- und unterhalb des Schlüsselbeins (Level III), gleichzeitiger Befall von Lymphknoten im Bereich des Brustbeins und Lymphknoten der Achselhöhle
M0	Keine Fernmetastasierung
M1	Fernmetastasierung

Die TNM-Klassifikation und ihre Bedeutung

Ergänzung zur TNM-Klassifikation	Bedeutung
L	Angabe zur Invasion von Lymphgefäßen
V	Angabe zur Invasion von venösen Blutgefäßen
R	Angabe zum Absetzungsrand des Tumors (Resektionsstatus)
c	Klassifikation nach klinischer Einschätzung
p	Klassifikation nach pathologischer Untersuchung
y	Klassifikation nach Vorbehandlung des Tumors durch Chemotherapie vor der operativen Therapie
a, b, c, d	Weitere Unterteilungen der T- bzw. N-Stadien
r	Vorliegen eines erneuten Tumors (Rezidiv)
mi	Vorliegende Mikrometastasierung
sn	Angabe zum Wächterlymphknoten (Sentinel-Lymphknoten)
X	Merkmal ist nicht beurteilbar

Ergänzungen zur TNM-Klassifikation und ihre Bedeutung

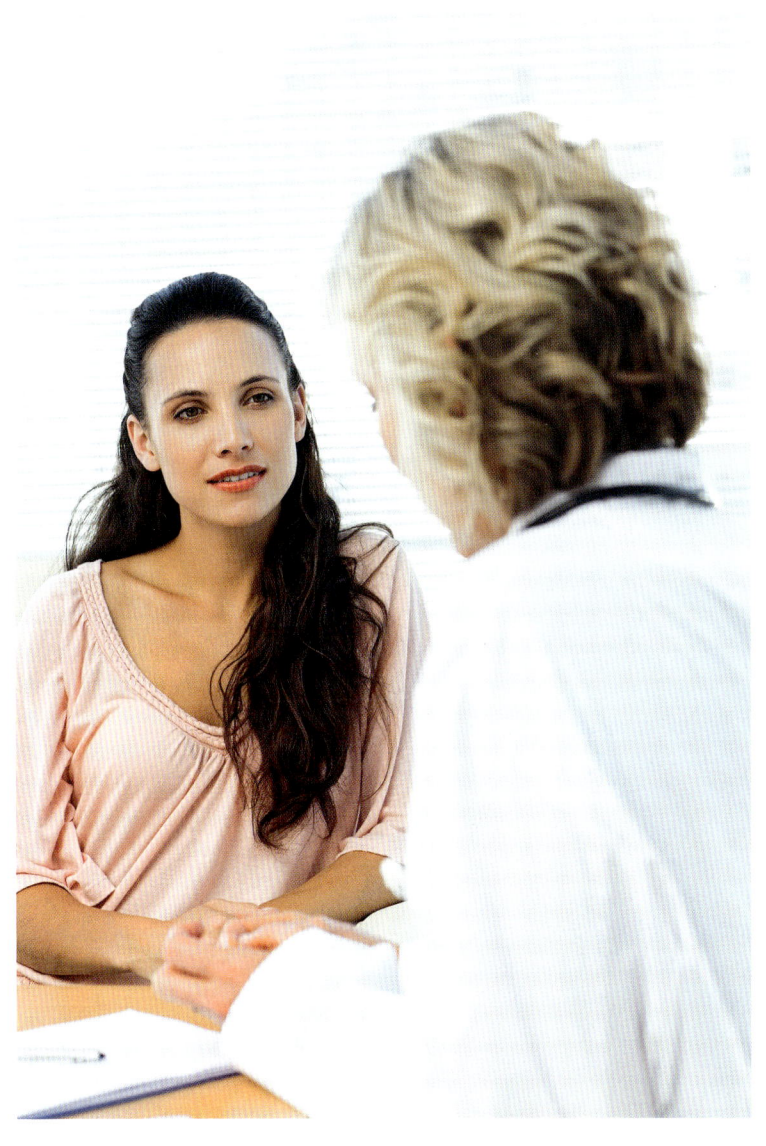

Die **Tumorbiologie** und deren Bedeutung

Neben der Tumorgröße sowie dem Lymphknoten- und Metastasierungs-status sind auch andere Eigenschaften von Brusttumoren für deine behandelnden Ärztinnen und Ärzte interessant – und werden daher untersucht. Sie beeinflussen die therapeutische Strategie und die individuelle Behandlung deines Brusttumors maßgeblich. Diese molekularbiologischen Untersuchungen helfen deinen behandelnden Ärztinnen und Ärzten dabei, die Gefährlichkeit deines Tumors noch besser einzuschätzen und Charakter und Beschaffenheit des Tumors zu bestimmen. Auch zu diesem Zweck wurde eine Biopsie durchgeführt, also eine kleine Gewebeprobe aus deiner Brust entnommen.

Grading

Gesunde Brustdrüsenzellen sind »differenziert«, was bedeutet, dass sie eine eindeutige, fest definierte Funktion haben. Durch bestimmte Zellveränderungen können sie diese Funktion allerdings verlieren: Sie entarten und werden dadurch zu Tumorzellen, vgl. dazu das Kapitel »Hormonelle, genetische und weitere Risikofaktoren«, S. 25 ff. Die entarteten Zellen können sich als Folge unkontrolliert vermehren oder in gesundes Gewebe einwachsen und dieses dadurch schädigen. Wie ähnlich diese Tumorzellen den gesunden Brustdrüsenzellen noch sind bzw. wie ausgeprägt die Entartung der Zellen bereits ist, wird durch das sogenannte Grading bestimmt.

Beim **Grading** wird der Grad der Differenzierung von Tumorzellen analysiert. Dazu untersucht man das Tumorgewebe unter dem Mikroskop und klassifiziert es anhand der Abweichung von gesundem Brustgewebe. Gut (G1) oder mäßig (G2) differenzierte Tumorzellen sind den gesunden Brustdrüsenzellen ähnlicher als schlecht (G3) oder gar nicht differenzierte (G4) Tumorzellen.

Das Grading

Grad der Differenzierung	Bedeutung
G1	Gut differenziert (weniger bösartig)
G2	Mäßig differenziert
G3	Schlecht differenziert
G4	Nicht differenziert (sehr bösartig)

Der Grad der Differenzierung und dessen Bedeutung

Hormonrezeptorstatus

Wenn es um die verschiedenen Therapiemöglichkeiten bei Brusttumoren geht, ist auch der **Hormonrezeptorstatus** wichtig. Warum? Hormone sind körpereigene Botenstoffe, die an bestimmte Empfängerstellen (**Rezeptoren**) anknüpfen können. Meist sitzen diese Bindungsstellen an der Zelloberfläche. Durch die Bindung eines Hormons an den entsprechenden Rezeptor werden bestimmte Signalwege im Zellinneren ausgelöst.

Spricht man nun in Bezug auf Brusttumoren von Hormonrezeptoren, sind die Bindungsstellen für die beiden Hormone **Östrogen** (ER) und **Progesteron** (PR) gemeint. Denn etwa 75–80 Prozent aller Mammakarzinome sind hormonrezeptorpositiv. Das bedeutet, die Tumorzellen dieser Mammakarzinome besitzen Hormonrezeptoren für Östrogen und Progesteron.

Durch die Bindung von Östrogen und Progesteron an diese Rezeptoren werden Signalwege im Zellinneren ausgelöst. Östrogen und Progesteron beeinflussen also die Abläufe innerhalb der Tumorzellen.

Durch zahlreiche Untersuchungen konnte inzwischen eindeutig belegt werden, dass durch Östrogen und Progesteron das Wachstum von hormonrezeptorpositiven Brusttumoren gefördert wird. Anhand spezieller Färbungen kann man erkennen, ob bzw. wie viele Brustkrebszellen Hormonrezeptoren an ihrer Oberfläche besitzen. Man spricht dann von einem **positiven Hormonrezeptorstatus (ER+/PR+).**

Bei positivem Hormonrezeptorstatus erfolgt in der Regel eine sogenannte **Antihormontherapie (endokrine Therapie).** Dabei wird über verschiedene Wege die Verfügbarkeit der Hormone reduziert oder man blockiert die Hormon-Empfängerstellen medikamentös. Dadurch erschwert man die Bindung von Östrogen/Progesteron an ihre Empfängerstellen.

Die gute Nachricht: Mammakarzinome mit positivem Hormonrezeptorstatus haben auch aufgrund dieser therapeutischen Möglichkeiten eine bessere Prognose als hormonrezeptornegative Mammakarzinome.

HER2-Rezeptorstatus

Eine weitere Eigenschaft von Brusttumoren ist der **HER2-Rezeptorstatus**. Als HER2-Rezeptoren werden Bindungsstellen für Wachstumsfaktoren bezeichnet, die die Zellteilung und somit die Zellvermehrung fördern. Dies wiederum führt zu einer schnelleren Tumorausbreitung – und zu ungünstigeren Krankheitsverläufen. Auch das Risiko einer Metastasierung ist bei HER2-positiven Tumoren erhöht.

Ähnlich wie bei der Antihormontherapie können auch die HER2-Rezeptoren blockiert werden. Diese Blockade kann durch eine spezielle **Antikörpertherapie** erreicht werden.

Proliferationsindex

Wichtig für die Therapie von Brusttumoren ist auch der jeweilige **Proliferationsindex**. Unter Proliferation versteht man in der Zellbiologie das Wachstum und die Vermehrung von Zellen. Je höher der Proliferationsindex ist, desto schneller teilen und vermehren sich die Zellen – und desto schneller ist folglich auch das Tumorwachstum.

Die **Prognose** bei Brustkrebs

Es gilt: Je früher Brustkrebs erkannt wird, desto besser sind deine Heilungschancen! Dabei kommen den regelmäßigen Vorsorge- und Nachsorgeuntersuchungen sowie insbesondere der monatlichen Brust-Selbstuntersuchung eine entscheidende Bedeutung zu!

Eine genaue Angabe bezüglich der individuellen Prognose ist meist schwierig, da diese durch zahlreiche, sehr unterschiedliche Faktoren beeinflusst wird. So stellen beispielsweise der Lymphknotenstatus, der Metastasierungsstatus, die Tumorgröße, der Lymphgefäßbefall, der Blutgefäßbefall, das Grading, der Rezeptorstatus, der Proliferationsindex, das Ansprechen auf die Chemotherapie oder der Resektionsstatus mögliche Einflussgrößen für die Prognose dar. Auch das Alter oder Begleiterkrankungen können eine Rolle spielen. Eine Prognoseangabe in Jahren oder gar Monaten sollte daher mit Vorsicht aufgenommen werden, konzentriere dich am besten auf den Augenblick und deine jetzt anstehende Heilung.

Einen guten Anhaltspunkt für die Prognose einer Brustkrebserkrankung bieten die Krebsregisterdaten, die jährlich durch das Robert Koch-Institut ausgewertet werden. Die aktuellen Daten beziehen sich auf das Jahr 2020: Zu diesem Zeitpunkt betrug die relative 5-Jahres-Überlebensrate 88 Prozent bei Frauen und 77 Prozent bei Männern. Die 10-Jahres-Überlebensrate lag bei 83 % bei Frauen und 68 % bei Männern. Bei örtlich begrenzten Brusttumoren (UICC-Stadium I und II) lag die 5-Jahres-Überlebensrate bei mehr als 95 Prozent.

Wie häufig ist ein Rezidiv?

Die Angst vor der Wiederkehr eines Brusttumors begleitet dich immer, vielleicht sogar täglich. Natürlich kann ein Rezidiv, also ein Wiederauftreten des Tumors an der gleichen Stelle, nie ganz ausgeschlossen werden, doch tritt es tatsächlich nur in fünf bis zehn Prozent der Fälle innerhalb von zehn Jahren auf.

Die Bedrohung durch ein Rezidiv bei Brustkrebs wird nicht nur durch die Möglichkeit des erneuten Auftretens von Tumorzellen in der Brust definiert, sondern auch durch das Risiko von Metastasenbildung. Leider sind demnach auch Metastasen, also Krebszellen, die aus deiner Brust an eine andere Stelle deines Körpers wandern und sich dort ansiedeln, nicht ausgeschlossen. Diese können selbst nach einer scheinbar erfolgreichen Behandlung auftreten.

Ob der Krebs wiederkommt, hängt von verschiedenen Faktoren ab: So spielen das Stadium des ursprünglichen Tumors, insbesondere auch der Lymphknotenstatus, der Hormonrezeptor- und HER2-Status sowie weitere genetische Merkmale eine wichtige Rolle. Die Art der durchgeführten Behandlung und die Reaktion des Tumors auf die Ersttherapie beeinflussen ebenfalls das Rückfallrisiko. Wie im Kapitel »Die Behandlung von Brustkrebs« (s. S. 49 ff.) beschrieben, werden all diese Aspekte bereits in die Behandlung der primären Brustkrebserkrankung miteinbezogen.

Auch Lebensstilfaktoren wie Ernährung, körperliche Aktivität und Stressmanagement sind von Bedeutung. Frauen, die nach ihrer Erstbehandlung einen gesunden Lebensstil pflegen, können möglicherweise ihr Rückfallrisiko reduzieren. Die psychische Verfassung und die emotionale Unterstutzung spielen ebenfalls eine nicht zu unterschatzende Rolle, da mentale Belastungen das Immunsystem negativ beeinflussen.

Besteht dennoch der Verdacht auf ein Rezidiv, erfolgt die Diagnosesicherung analog zur Primärdiagnostik (s. S. 31). Meist sind auch erneute Staging-Untersuchungen notwendig, also eine Umfelddiagnostik, um zu erkennen, ob und wie weit der Tumor sich bereits ausgebreitet hat. Auch hier gilt dasselbe wie für Ersterkrankungen: Je früher ein Brustkrebs-Rezidiv erkannt wird, desto besser sind die Behandlungsmöglichkeiten! Die Entscheidung über die weitere therapeutische Strategie sollte auch unbedingt wieder durch ein interdisziplinäres Tumorboard getroffen werden, denn sie ist stark einzelfallabhängig.

Ein Lichtblick: Die Brustkrebs-Forschung ist weltweit sehr aktiv, und es werden laufend neue Erkenntnisse gewonnen. So werden unterschiedlichste, innovative Ansätze verfolgt, um die genetischen Grundlagen noch besser zu erforschen, die Früherkennungsmaßnahmen weiter zu verbessern und personalisierte Therapien voranzutreiben. Darüber hinaus zielen Forschungsbemühungen auch auf Verbesserungen in Antikörpertherapie, Hormontherapie und dem Management von Nebenwirkungen ab, um die Lebensqualität von Betroffenen zu steigern.

Trotz aller Herausforderungen, die das Wiederauftreten von Brustkrebs mit sich bringt, gibt es also ständig Fortschritte in der Forschung, personalisierte Behandlungsansätze und somit durchaus gute Hoffnung!

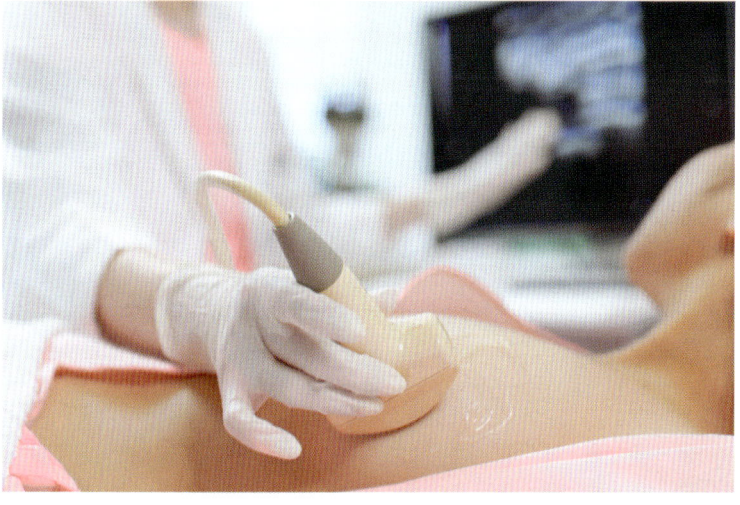

Die Behandlung
von Brustkrebs

Bei dir hat sich der Verdacht auf Brustkrebs durch eine Biopsie bereits bestätigt? Auf Grundlage aller Untersuchungen und Analysen deines Tumors geht es jetzt darum, die bestmögliche Therapie für dich zu finden.

Die **5 Säulen** der
Brustkrebsbehandlung

Die Therapieentscheidungen treffen die behandelnden Ärztinnen und Ärzte gemeinsam mit dir. Dabei fließen deine persönliche Situation sowie insbesondere die Art deines Tumors selbstverständlich mit ein. Behalte beim Lesen des folgenden Kapitels im Hinterkopf, dass die Brustkrebsbehandlung stets zwei Hauptziele verfolgt: einerseits die vollständige Entfernung des Brustkrebses und andererseits die Vorbeugung möglicher Rückfälle.

Wahrscheinlich hast du schon viel über die verschiedenen Therapiemöglichkeiten, die bei einer Brustkrebserkrankung zum Einsatz kommen, gehört. Aber welche Therapieform kommt nun für dich in Betracht, und welche Folgen ergeben sich jeweils für dich daraus?

Im nachfolgenden Kapitel beschreibe ich die wesentlichen Säulen der Brustkrebstherapie. Und schon einmal vorab: Brustkrebs ist gut zu behandeln!

Die wesentlichen Säulen der Brustkrebstherapie sind:

- die operative Therapie
- die Chemotherapie
- die Antihormontherapie
- die Antikörpertherapie
- und die Strahlentherapie

Außerdem gibt es dazu verschiedene **unterstützende Maßnahmen.**

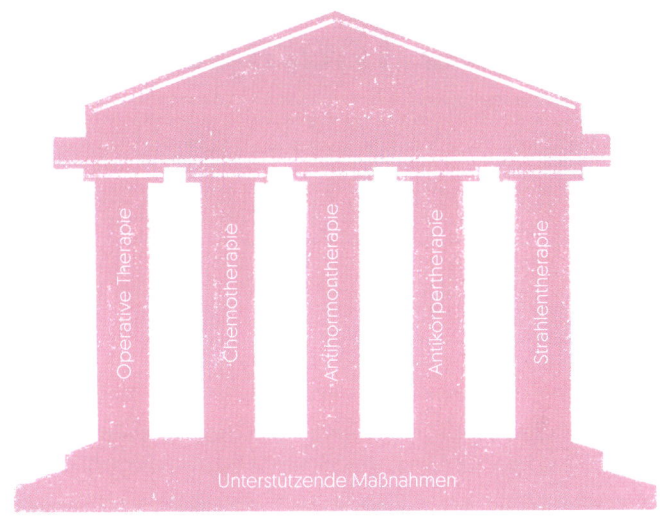

Die Säulen der Brustkrebsbehandlung

Die Bedeutung des Tumorboards

Welche Therapie für wen geeignet ist und wie oder in welcher Kombination sie idealerweise angewendet wird, ist individuell ganz unterschiedlich. Nicht zuletzt deshalb solltest du dich mit der gesicherten Diagnose Brustkrebs in einem zertifizierten Brustzentrum vorstellen. Denn nur dort arbeiten verschiedene Fachdisziplinen eng verzahnt miteinander, um eine ideale Brustkrebsbehandlung zu ermöglichen.

Die Entscheidung über die therapeutische Strategie wird dabei durch das **Tumorboard** festgelegt, jenes bereits erwähnte Expertengremium aus Medizinerinnen und Medizinern der Fachrichtungen Gynäkologie, Onkologie, Radiologie, Strahlentherapie, Pathologie und Plastische Chirurgie. Im Folgenden schauen wir uns die einzelnen Säulen der Brustkrebstherapie genauer an.

Operative Therapie – befallenes Gewebe entfernen

Bei der operativen Therapie der Brust gibt es zwei Möglichkeiten: Die brusterhaltende Therapie (**BET**) und die komplette Entfernung der Brust (**Mastektomie**). Was beiden Verfahren gemein ist, ist das oberste Ziel: Das bösartig veränderte Brustdrüsengewebe muss komplett entfernt werden! Ob Brustwarze und Brustwarzenhof dabei erhalten werden können, hängt von der jeweiligen Lokalisation des Tumors ab. Die aktuellen Operationsmethoden ermöglichen bei beiden Verfahren einen schonenden Umgang mit dem Gewebe, insbesondere wird dein Operateur versuchen, das verbleibende Gewebe bestmöglich zu schützen.

Im Rahmen der operativen Therapie werden in der Regel auch Lymphknoten im Bereich der Achsel teilweise oder komplett entfernt. Dieser Schritt ist notwendig, um die tatsächliche Tumorausbreitung diagnostisch besser zu beurteilen. Außerdem kann man durch dieses Vorgehen möglicherweise bereits vom Tumor befallenes Gewebe entfernen. Mehr dazu ab Seite 52.

Brusterhaltende Therapie

Ob eine brusterhaltende Therapie (BET) durchgeführt werden kann, ist abhängig von Art, Größe (insbesondere bei günstigem Verhältnis von Tumorvolumen zu Brustvolumen), Lage sowie weiteren Eigenschaften des Tumors. Entscheidend ist aber immer: Die komplette Tumorentfernung muss

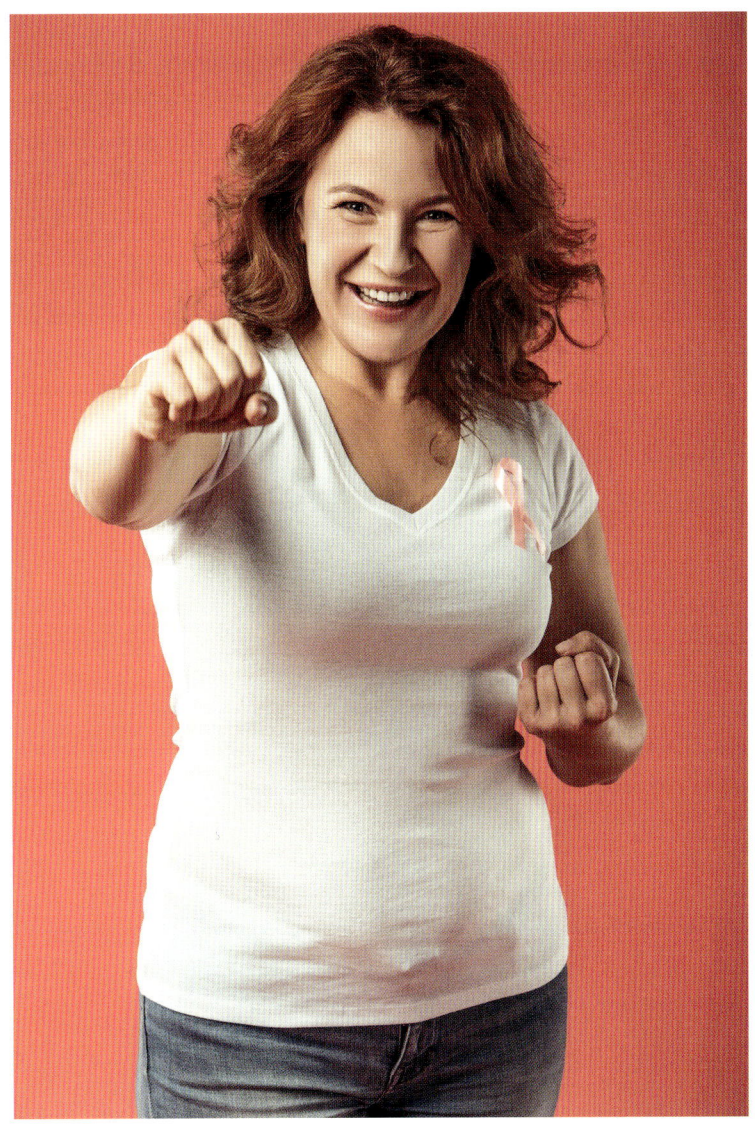

möglich sein. Nach einer brusterhaltenden Therapie muss bei invasiven Brustkrebsformen stets eine Bestrahlung der Brust durchgeführt werden, um das Risiko eines Rezidivs zu verringern. Denn durch eine Bestrahlung wird die Wahrscheinlichkeit eines Wiederauftretens des Krebses (Rezidiv) in der Brust deutlich gesenkt. Die Strahlentherapie wird **nach der Operation**, d. h. adjuvant, eingesetzt, um gegebenenfalls nicht entfernte Tumorzellen zu zerstören und so einen Rückfall zu verhindern.

In den meisten Fällen, insbesondere wenn der Tumor nicht tastbar ist, findet vor der Operation eine Markierung des Tumors (z. B. mit einem feinen Draht in örtlicher Betäubung) statt. So lässt sich der Tumor in der Operation leichter darstellen und entfernen. Die Tumorentfernung an sich erfolgt über einen Schnitt im Bereich der Haut über dem Tumor.

Das entnommene Gewebe wird für die folgenden Untersuchungen noch entsprechend vorbereitet. So soll beispielsweise bestimmt werden, ob der Tumor vollständig entfernt wurde, welches exakte Ausmaß der Tumor hatte bzw. welche weiteren Eigenschaften.

Das **Tumorbett**, also der Bereich der Brust, in dem sich der Tumor befand, wird in der Operation durch feinste Metallklammern aus Titan (**Clips**) markiert. Sie sind nicht tastbar, aber durch entsprechende Bildgebung sichtbar. So kann später die ehemalige Lage des Tumors nachvollzogen werden. Dies ist relevant, wenn bei inkompletter Tumorentfernung eine weitere Entfernung von Drüsengewebe erfolgen muss (sog. **Nachresektion**) oder eine Bestrahlung geplant ist.

Wenn sich die Brust durch die Tumorentfernung stark verformt, kann man diesen unerwünschten Effekt durch Mobilisierung von umliegendem Drüsengewebe unauffälliger gestalten. Die Alternative bei einer großen Brust ist eine Verkleinerung der Brust, die sogenannte **tumoradaptierte Mammareduktionsplastik**.

Mastektomie

Besteht die Möglichkeit einer brusterhaltenden Therapie nicht oder ist diese nicht gewünscht, wird die Brustdrüse vollständig entfernt. Die Mastektomie wird durchgeführt, wenn ein ungünstiges Verhältnis von Tumorvolumen zu Brustvolumen vorliegt, also ein im Verhältnis zu großer Tumor. Ist eine komplette Tumorentfernung trotz Nachresektion nicht möglich oder handelt es sich um ein **inflammatorisches Mammakarzinom**, eine Brustkrebsform, bei der eine Beteiligung der Haut vorliegt, findet ebenfalls eine vollständige Entfernung der Brust statt. Auch wenn die nach einer brusterhaltenden Therapie notwendige Bestrahlung nicht durchgeführt werden kann oder von der Patientin abgelehnt wird, wird vom Tumorboard eine Mastektomie erwogen. Hat der Tumor mehrere Zentren, wird ebenfalls eine Mastektomie durchgeführt.

Operative Lymphknotenentfernung

Brustkrebs kann sich im Körper ausbreiten, wenn Tumorzellen über die Gewebsflüssigkeit (Lymphe) zunächst in die Lymphknoten und möglicherweise später sogar in den Blutkreislauf gelangen. Dabei sind die Lymphknoten im Bereich der Achselhöhle in der Regel zuerst befallen. Der erste betroffene Lymphknoten wird auch als »Wächterlymphknoten« bezeichnet, in manchen Fällen gibt es mehrere Wächterlymphknoten.

Mit diesem Wissen kannst du auch besser verstehen, warum es so wichtig ist, die Lymphknoten im Bereich der Achsel bei allen invasiven Brustkrebsformen teilweise oder sogar komplett zu entnehmen und sie anschließend feingeweblich zu untersuchen. Auf dieses Weise lässt sich die Tumorausbreitung besser einschätzen (diagnostische Relevanz) – außerdem werden möglicherweise bereits befallene Lymphknoten so gleich mit entfernt (therapeutische Relevanz).

Um eine unnötige Entfernung von Lymphknoten zu vermeiden, erfolgt in der Regel zunächst die Entfernung des **Wächterlymphknotens (Sentinel-Lymphknoten).**

Die **Formen**
der Mastektomie

Im Rahmen einer Mastektomie wird stets die komplette Brustdrüse entfernt. Die Schnittführung ist dabei individuell. Je nach Ausdehnung, Aggressivität, Position und Abstand des Tumors zur Haut müssen jedoch ggf. weitere umliegende Strukturen mit entfernt werden. Daher unterscheidet die Medizin auch verschiedene Formen der Mastektomie:

- **Brustwarzenerhaltende Mastektomie** [Subkutane Mastektomie mit Erhalt von Brustwarze/-warzenhof, Nipple-Sparing-Mastektomie]:
→ Entfernung der Brustdrüse, aber Erhalt von Brustwarze, Brustwarzenhof und eines Großteils des Hautmantels

- **Hautsparende Mastektomie** [Subkutane Mastektomie mit Entfernung von Brustwarze/-warzenhof, Skin-Sparing-Mastektomie]:
→ Entfernung von Brustdrüse, Brustwarze und Brustwarzenhof, aber Erhalt eines Großteils des Hautmantels

- **Mastektomie** [Ablatio mammae]:
→ Entfernung von Brustdrüse, Brustwarze und Brustwarzenhof sowie umgebender Haut [in seltenen Fällen und abhängig von Tumorlage und Ausdehnung muss ggf. zusätzlich der große Brustmuskel entfernt werden]

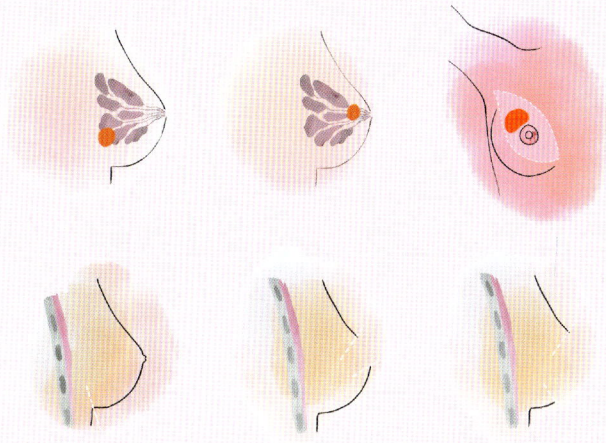

Die Formen der Mastektomie in Abhängigkeit von der Tumorposition bzw. -größe: brustwarzenerhaltende Mastektomie (links), hautsparende Mastektomie (mittig) und Mastektomie (Ablatio mammae; rechts)

Die Wiederherstellung der Brust erfolgt meist in mehreren Schritten und beginnt fast immer bereits in der gleichen Operation wie die Entfernung der Brustdrüse. Je nach Befund ist dabei häufig auch eine angleichende Operation der gesunden gegenseitigen Brust sinnvoll (s. S. 118 f.).

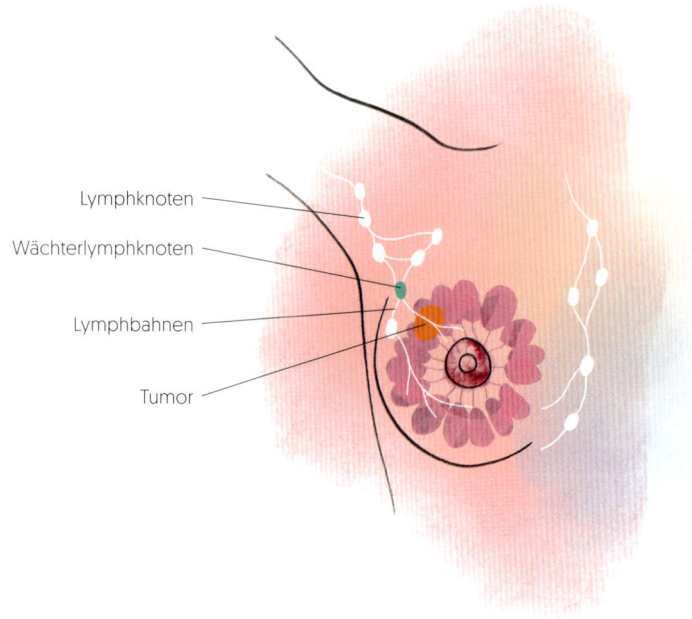

Das Prinzip des Wächterlymphknotens

Das Prinzip des Wächterlymphknotens

Ist der Wächterlymphknoten tumorfrei, kann meist davon ausgegangen werden, dass auch keine anderen Lymphknoten im Bereich der Achsel vom Tumor betroffen sind. Eine Entfernung weiterer Lymphknoten ist dann nicht erforderlich. Ist der Wächterlymphknoten betroffen, müssen meist noch weitere Achsellymphknoten entfernt werden (sog. **Axilladissektion**).

Sentinel-Lymphknotenentfernung

Bei der Sentinel-Lymphknotenentfernung oder **Sentinel-Lymphonodektomie** wird der Wächterlymphknoten entfernt, um den axillären Lymphknotenstatus zu erfassen (s. S. 33 f.). Sie sollte dann erfolgen, sofern sich in der klinischen Untersuchung bisher noch kein Hinweis auf einen Lymphknotenbefall ergeben hat (cN0-Situation). Auch nach einer Chemotherapie vor der Operation sollte der Wächterlymphknoten entfernt werden, sofern bisher kein Hinweis auf einen Lymphknotenbefall vorlag.

Um den Wächterlymphknoten während der Operation identifizieren zu können, muss dieser vor der geplanten Operation markiert werden. Am häufigsten wird dazu Technetium-99m (^{99m}Tc), eine schwach radioaktive Substanz, in den Bereich des Tumors gespritzt. Das Technetium-99m wird daraufhin über das Lymphsystem abtransportiert – und zwar als Erstes in den Wächterlymphknoten. Mithilfe einer Sonde kann man diesen dann gut erkennen und gezielt entfernen. Manchmal werden für die Markierung auch Farbstoffe oder magnetische Substanzen verwendet.

In der Regel werden ein bis drei Wächterlymphknoten entnommen. Sie werden sofort weiter untersucht – mittels der sogenannten **Schnellschnittuntersuchung**. Ist auch nur einer der Lymphknoten betroffen, ergibt sich daraus die Indikation, einen Großteil der Achsellymphknoten in derselben Operation zu entfernen.

Axilladissektion

Als Axilladissektion wird die Entfernung von mindestens zehn Achsellymphknoten bezeichnet, häufig werden dabei gleich zehn bis 40 Achsellymphknoten entfernt. Der Eingriff ist dann nötig, wenn Sentinel-Lymphknoten vom Tumor betroffen sind. Bei einer Tumorgröße von weniger als 5 cm, bei brusterhaltender Therapie, geplanter Bestrahlung und nicht mehr als zwei positiven Sentinel-Lymphknoten kann auf eine Axilladissektion verzichtet werden. Das gilt in bestimmten Situationen auch dann, wenn vor der Operation eine Chemotherapie durchgeführt wurde.

Durch die Entfernung eines Großteils der Achsellymphknoten wird der Lymphabfluss des jeweiligen Armes beeinträchtigt. Bei etwa 15 Prozent der betroffenen Frauen entwickelt sich infolgedessen eine mehr oder weniger stark ausgeprägte Schwellung des betroffenen Armes, ein sogenanntes **Lymphödem**.

Das **Lymphödem**

Das Lymphsystem spielt eine wichtige Rolle im Abwehrsystem unseres Körpers. Es besteht aus einem Netz von Lymphgefäßen, die Flüssigkeit aus dem Gewebe aufnehmen und in Sammelstationen (Lymphknoten) weiterleiten. Entfernt man mehrere Lymphknoten in einem Bereich, kann die Lymphflüssigkeit möglicherweise nicht mehr vollständig abtransportiert werden. Die Flüssigkeit sammelt sich in der Folge im Gewebe an. Diese Ansammlung von Lymphflüssigkeit im Gewebe bezeichnet man als Lymphödem. Nach einer Axilladissektion im Rahmen der Brustkrebstherapie ist der Lymphabfluss im Bereich der Achsel gestört. Somit kommt es häufig zu einer Lymphansammlung im jeweiligen Arm.

Stadien

Lymphödeme können in folgende vier Stadien eingeteilt werden:

- **Stadium 0 (Latenzstadium):**
  In diesem Stadium liegt bereits eine Störung des Lymphsystems vor. Sie ist jedoch äußerlich nicht erkennbar.
- **Stadium 1 (reversibles Stadium):**
  Im Laufe des Tages entsteht eine leichte Schwellung und es lässt sich eine Delle ins Gewebe drücken. Bei Hochlagerung des betroffenen Armes bildet sich die Schwellung wieder zurück.
- **Stadium 2 (spontan irreversibles Stadium):**
  Es besteht eine dauerhafte Schwellung, es lässt sich keine Delle ins Gewebe drücken und Hochlagerung bringt keine Entlastung mehr.
- **Stadium 3 (lymphostatische Elephantiasis):**
  Es besteht eine massive Schwellung mit Verhärtung des Unterhautbindegewebes.

Therapie

Die Therapie der Wahl ist die **Komplexe Physikalische Entstauungstherapie (KPE)**, eine Kombination aus manueller Lymphdrainage, maschineller Lymphdrainage, Kompressionstherapie sowie adäquater Hautpflege.

Bei der **manuellen Lymphdrainage** wird der Lymphabfluss durch spezielle Massagetechniken gefördert. Der therapeutische Effekt hält etwa 24 Stunden an, sodass ergänzende Maßnahmen nötig sind.

Im Rahmen der **maschinellen Lymphdrainage** kommen spezielle Manschetten zum Einsatz, die durch das Auf- und Abpumpen von luftgefüllten Kammern den Lymphabfluss fördern. Ein weiterer elementarer Bestandteil der Behandlung des Lymphödems ist die **Kompressionstherapie**. Durch das Tragen speziell angepasster Kompressionskleidung wird äußerer Druck auf das betroffene Gewebe ausgeübt, wodurch der Abtransport der Lymphflüssigkeit gefördert wird. Außerdem müssen die betroffenen Patientinnen auf eine **gute Hautpflege** sowie auf die Verwendung geeigneter Cremes achten.

Tritt nach strikter und mehrmonatiger Anwendung der oben genannten Maßnahmen keine Linderung des Lymphödems auf, kann eine Operation zur Verbesserung des Lymphabflusses in Erwägung gezogen werden. Im Rahmen dieser Operation werden Verbindungen zwischen Lymphgefäßen und venösen Blutgefäßen hergestellt. Diese Verbindungen nennt man lymphovenöse Anastomosen. Meist, aber nicht immer, kommt es durch diesen Eingriff zu einer Verbesserung des Lymphödems. In seltenen Fällen kann auch eine Lymphknotenverpflanzung erfolgen.

Chemotherapie – die Tumorzellen angreifen

Im Rahmen einer Chemotherapie wird dein Tumor mit zellabtötenden Medikamenten, die **Zytostatika** (oder Chemotherapeutika) genannt werden, behandelt. Zytostatika können das Zellwachstum hemmen und das Absterben der Zellen herbeiführen. Abhängig von den Tumoreigenschaften ist die Chemotherapie auch in Bezug auf eine Brustkrebserkrankung wesentlicher Bestandteil der Therapie. Sie kommt meist zusätzlich zur operativen Therapie zum Einsatz, um nach der Entfernung des Tumors das Risiko für einen Rückfall zu reduzieren – und um somit deine Heilungschancen zusätzlich zu erhöhen.

Eine Chemotherapie kann entweder vor oder nach der operativen Behandlung durchgeführt werden. Durch eine Chemotherapie vor der Operation kann sich der Tumor möglicherweise vollständig (**Vollremission**) oder teilweise (**Teilremission**) zurückbilden. So kann das Ausmaß der Operation möglicherweise reduziert bzw. das Ansprechen des Tumors auf die Chemotherapie besser beurteilt werden. Im Rahmen einer Chemotherapie werden meist unterschiedliche Zytostatika kombiniert, die gleichzeitig oder nacheinander nach einem bestimmten Zeitplan verabreicht werden.

Ablauf einer Chemotherapie

Eine Chemotherapie erfolgt in Zyklen, was bedeutet, dass sich ein bestimmter Behandlungsablauf mehrfach wiederholt. Zwischen zwei Zyklen liegt meist ein behandlungsfreies Intervall. Wie viele Zyklen insgesamt durchgeführt werden und welche Zytostatika dabei verwendet werden, wird stets individuell festgelegt. Meist erfolgt die Chemotherapie über einen Zeitraum von 18 bis 24 Wochen.

Es gibt zahlreiche Zytostatika, die sich in ihrer Verabreichungsform unterscheiden. So kann die Einnahme beispielsweise als Tablette oder Kapsel über den Mund, als Injektion unter die Haut oder in ein Blutgefäß intravenös erfolgen. Bei der intravenösen Gabe wird den Betroffenen meist ein dauerhafter Zugang von außen in ein venöses Blutgefäß eingesetzt: ein **Portkatheter** – kurz: **Port**. Dieser Port wird im Rahmen eines kurzen operativen Eingriffs unter der Haut eingepflanzt. Er besteht aus einer kleinen Kammer mit einem Schlauch, der in eine herznahe Vene mündet. Über eine spezielle Nadel können Zytostatika direkt in den Port und somit in die Vene verabreicht werden. So muss nicht bei jeder Behandlung erneut ein Blutgefäß punktiert werden, die kleineren Venen werden durch die aggressiven Zytostatika nicht gereizt und die Gefahr von Fehlpunktionen mit Ansammlung der Zytostatika im Gewebe wird reduziert.

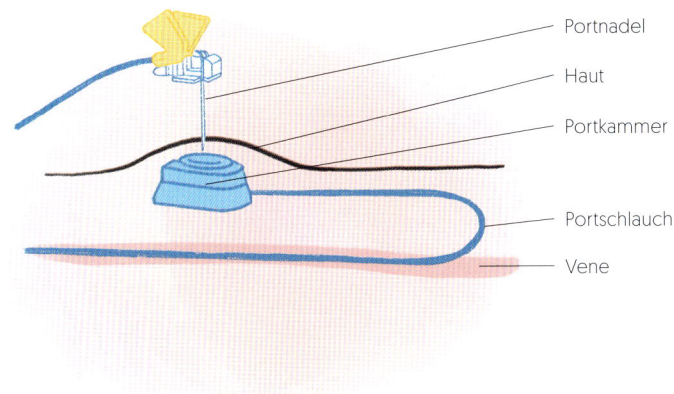

Portnadel

Haut

Portkammer

Portschlauch

Vene

Das Portsystem

Während einer Chemotherapie finden regelmäßige Kontrolluntersuchungen statt, bei denen überprüft wird, ob die Therapie wirkt und vertragen wird. Ist dies nicht der Fall, wird das Chemotherapieschema verändert oder die Chemotherapie gar beendet.

Nebenwirkungen und Verträglichkeit

Wie wirkt eine Chemotherapie? Krebszellen weisen ein rasches, unkontrolliertes Wachstum auf, sie teilen sich also häufig. Zytostatika wiederum hemmen die Teilung von Zellen und haben deshalb besonderen Einfluss auf Zellen, die sich rasch teilen. Im Gegensatz zur Operation und der Strahlentherapie wirkt eine Chemotherapie also nicht nur örtlich, sondern systemisch, also überall im Körper. So erklären sich auch die vielen Nebenwirkungen, über die Betroffene bei einer Chemotherapie mit Zytostatika berichten und die du vielleicht auch schon erfahren musstest.

Trotz individueller Anpassung der Chemotherapeutika an die Bedürfnisse und Anforderungen jeder Patientin sowie der verbesserten Verträglichkeit der modernen Medikamente können diese unangenehmen Begleiterscheinungen einer Chemotherapie leider nach wie vor auftreten. So gehören zum Beispiel auch blutbildende Zellen, Zellen im Bereich der Haarwurzeln oder Schleimhautzellen zu rasch wachsenden Zellen – und sind im Normalfall ebenfalls von der Wirkung der Zytostatika betroffen.

Der negative Einfluss der Zytostatika auf die blutbildenden Zellen äußert sich häufig in einem Absinken der Zahl der weißen Blutkörperchen, die eine bedeutende Rolle im Abwehrsystem übernehmen. Durch die Schwächung des eigenen Abwehrsystems ist man im Rahmen einer Chemotherapie daher anfälliger für Infekte. Bedeutet für dich. In dieser Phase ist es besonders wichtig, auf deine Gesundheit zu achten – meide daher beispielsweise den Kontakt zu Personen mit Erkältungssymptomen.

Sinkt die Zahl der roten, sauerstofftragenden Blutkörperchen, kann dies zu Müdigkeit, Abgeschlagenheit oder Leistungsminderung führen. Auch die Zahl der Blutplättchen kann absinken, wodurch die Blutgerinnung beeinträchtigt wird. Es kann also zu einer erhöhten Blutungsneigung kommen. Das wiederum bedeutet, dass du darauf achten solltest, dich nicht zu verletzen oder zu stoßen, denn dein Körper wird in dieser Phase mehr Zeit brauchen, eine Blutung zu stillen bzw. blaue Flecken entstehen leichter und können auch größer sein.

Durch die Wirkung der Zytostatika auf die Zellen im Bereich der Haarwurzeln kann es zu Haarausfall kommen. Davon können Kopfhaare, Augenbrauen, Wimpern und Schamhaare betroffen sein. Der Haarausfall ist in der Regel nicht dauerhaft und die Haare wachsen nach Abschluss der Chemotherapie wieder nach. Häufig leiden Betroffene aber gerade unter dem Haarausfall sehr. Wenn also auch dich der Haarausfall sehr belastet, dann lass dir eine Perücke anpassen – die Krankenkassen übernehmen hierfür zumindest einen Teil der Kosten.

Weitere typische Nebenwirkungen einer Chemotherapie sind Übelkeit, Erbrechen und Appetitlosigkeit. Auch eine Schädigung der peripheren Nerven kann auftreten, was zu Kribbeln, Schmerzen und einem Pelzigkeitsgefühl in den Extremitäten führen kann. Manche Zytostatika können außerdem Herzrhythmusstörungen verursachen. Da Zytostatika über die Leber oder die Niere verstoffwechselt werden, können auch in diesen beiden Organen Schädigungen auftreten. Viele Betroffene klagen darüber hinaus über eine allgemeine Erschöpfung, das Fatigue-Syndrom. Lass dich also unbedingt ärztlich beraten, welche Möglichkeiten es gibt, die Nebenwirkungen abzumildern und deinem Körper bei der Regeneration zu helfen. So gibt es viele verschiedene Medikamente, die du beispielsweise gegen Übelkeit oder Schmerzen einnehmen kannst.

Zusätzlich hast du die Möglichkeit, durch vergleichsweise einfache Maßnahmen wie Atemtraining, Bewegung oder eine ausgewogene Ernährung selbst zu einem guten Heilungsverlauf beizutragen. Dieser Ansatz wird auch als Prehabilitation bezeichnet. Still vor sich hin zu leiden, ist auf keinen Fall eine Option, und es gibt dir sicher ein gutes Gefühl, selbst aktiv werden zu können!

Antihormontherapie –
die Wachstumstreiber des Tumors blockieren

Die Wahrscheinlichkeit, dass dein Tumor auf die Antihormontherapie anspricht, ist groß, denn die überwiegende Mehrheit der Brustkrebspatientinnen erkrankt an einem Tumor, der auf die weiblichen Geschlechtshormone Östrogen und Progesteron mit Wachstum reagiert. Dies hatte ich bereits auf S. 43 f. ausgeführt. Diese Therapie kann aber nur bei **hormonrezeptorpositiven Tumoren** angewandt werden. Hormonrezeptorpositive Tumore wachsen unter dem Einfluss der weiblichen Geschlechtshormone, und genau hier setzt die Antihormontherapie an: Durch »Gegenhormone« wird diese wachstumsfördernde Wirkung blockiert und die Krebszellen dadurch in ihrem Wachstum gehemmt.

Dazu gibt es verschiedene Substanzen, die je nach Situation individuell verabreicht und gegebenenfalls auch kombiniert werden können. Maßgeblich ist hier der Hormonhaushalt, also ob sich die Patientin vor, in oder nach den Wechseljahren befindet.

Bei Patientinnen vor oder in den Wechseljahren ist es in bestimmten Fällen sinnvoll, die Hormonproduktion auch in den Eierstöcken zu unterdrücken. Denn dort werden die weiblichen Geschlechtshormone vor den Wechseljahren hauptsächlich gebildet. Bei Patientinnen nach den Wechseljahren muss die Hormonproduktion der weiblichen Geschlechtsorgane außerhalb der Eierstöcke unterdrückt werden. Im Rahmen der Wechseljahre kommt es zu einer Hormonumstellung im weiblichen Körper. Die Eierstöcke produzieren zunächst immer weniger weibliche Geschlechtshormone, bis sie schließlich irgendwann ganz damit aufhören.

Mit der Antihormontherapie kann nach Abschluss der Chemotherapie begonnen werden. Eine Strahlentherapie ist auch parallel zur Antihormontherapie möglich. Die Antihormontherapie soll für mindestens fünf Jahre durchgeführt werden. Je nach individuellem Befund ist auch eine Verlängerung des Therapiezeitraums sinnvoll.

Nebenwirkungen und Verträglichkeit

Die Nebenwirkungen bei der Antihormontherapie unterscheiden sich je nach verabreichtem Medikament. So können Östrogen-Antagonisten beispielsweise zu Wechseljahresbeschwerden wie Hitzewallungen, Schweißausbrüchen, Übelkeit, vaginalen Blutungen, Juckreiz im Bereich der Scheide, Konzentrationsproblemen, depressiven Verstimmungen, Schlafstörungen und psychischen Veränderungen sowie zur Bildung von Blutgerinnseln führen. Selten kann es auch zur Entstehung von Sehstörungen oder Gebärmutterkrebs kommen.

Aromatasehemmer wie Anastrozol, Letrozol oder Exemestan können ebenfalls Wechseljahresbeschwerden verursachen. Außerdem können sie zu Muskel- oder Gelenksbeschwerden oder zum Absinken der Knochendichte (Osteoporose) führen. Auch GnRH-Analoga können Wechseljahresbeschwerden und Osteoporose verursachen.

Aufgrund dieser zahlreichen, sehr unterschiedlichen Nebenwirkungen brechen viele Patientinnen die Antihormontherapie schon vor Ende der empfohlenen Behandlungsdauer ab. Erfolgt die Antihormontherapie allerdings über den empfohlenen Zeitraum, kann die Heilungsrate deutlich erhöht werden. Denn ähnlich wie die Chemotherapie wirkt die Antihormontherapie im gesamten Körper und bekämpft selbst sehr kleine (noch nicht darstellbare) Tumorabsiedelungen. Vor einem (selbstständigen) Abbruch der Therapie solltest du je nach Empfehlung deiner behandelnden Ärztin bzw. deines behandelnden Arztes also unbedingt auf ein alternatives, geeignetes Präparat wechseln! Häufig kannst du schon dadurch weniger Nebenwirkungen haben. In manchen Fällen können auch Medikamente zur Behandlung der Nebenwirkungen zum Einsatz kommen (z. B. Bisphosphonate zur Vorbeugung einer Osteoporose).

Die gängigsten
Medikamente der
Antihormontherapie

GnRH-Analoga [**G**onadotropin-**R**eleasing-**H**ormone; z. B. Leuporelin, Goserelin] hemmen indirekt die Ausschüttung von Geschlechtshormonen aus den Eierstöcken. Sie werden über eine Injektion unter die Haut verabreicht und kommen für Frauen vor und während der Wechseljahre infrage.

Östrogen-Antagonisten [z. B. Tamoxifen, Fulvestrant] blockieren die Hormonrezeptoren an den Brustkrebszellen direkt und hemmen so das Wachstum der Brustkrebszellen. Sie können als Tablette [Tamoxifen] oder als Injektion in den Muskel [Fulvestrant] verabreicht werden und werden bei Frauen vor, in und nach den Wechseljahren angewandt.

Aromatasehemmer [z. B. Anastrozol, Letrozol, Exemestan] wirken auf das körpereigene Enzym Aromatase. Generell beschleunigen Enzyme die biochemischen Reaktionen im Körper. Die Aromatase ist dabei für die Herstellung der weiblichen Geschlechtshormone außerhalb der Eierstöcke essenziell. Durch die Hemmung der Aromatase wird somit auch die Herstellung der weiblichen Geschlechtshormone sowie deren Wirkung auf die Brustkrebszellen gehemmt. Aromatasehemmer kommen bei Frauen nach den Wechseljahren oder bei Unverträglichkeit von Östrogen-Antagonisten [dann in Kombination mit GnRH-Analoga] zum Einsatz. Sie werden in Tablettenform verabreicht.

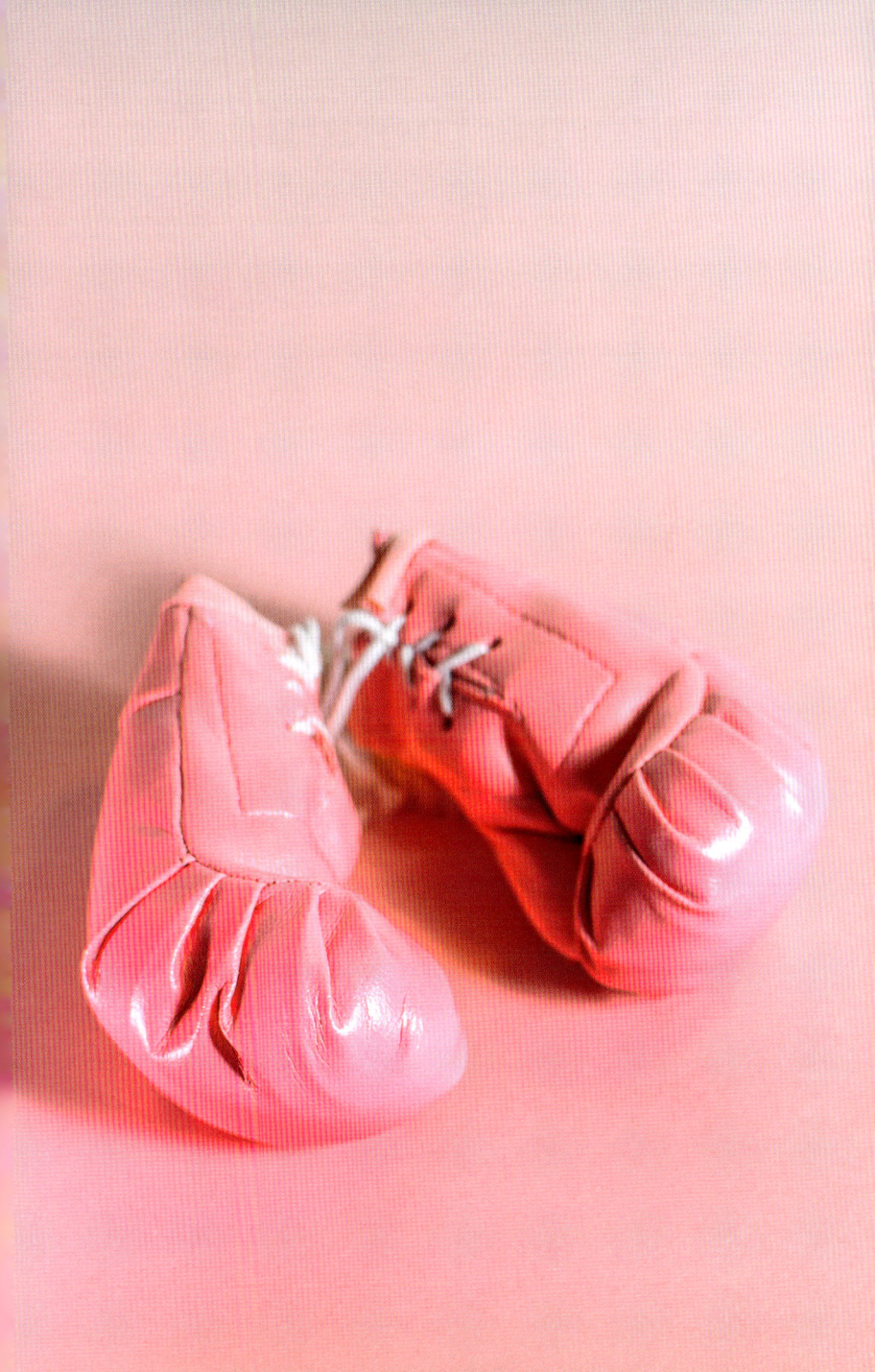

Antikörpertherapie –
das körpereigene Abwehrsystem aktivieren

Einen immer größeren Stellenwert in der Brustkrebstherapie nimmt die sogenannte zielgerichtete Therapie ein. Sie setzt ganz gezielt an bestimmten Oberflächenstrukturen von Tumorzellen an und kann dadurch deren Wachstum hemmen oder sie sogar vollständig zerstören. In der Regel wird die zielgerichtete Therapie in Kombination mit den herkömmlichen Ansätzen der Antihormontherapie und/oder Chemotherapie eingesetzt.

Ein wichtiges Beispiel für die zielgerichtete Therapie ist die Antikörpertherapie. Im Rahmen der Antikörpertherapie macht man sich das körpereigene Abwehrsystem zunutze, um den Brustkrebs gezielt zu bekämpfen. Eine Antikörpertherapie kann aber **nur bei HER2-positiven Brusttumoren** durchgeführt werden, denn diese Brusttumore besitzen bestimmte Merkmale auf ihrer Zelloberfläche (**Antigene**), an die bestimmte Eiweißstrukturen (**Antikörper**, in diesem Fall das Medikament) nach dem »Schlüssel-Schloss-Prinzip« andocken können. Dieses Prinzip funktioniert also nur, wenn das Medikament bzw. dessen Wirkstoff genau zu den Merkmalen deines Tumors passt.

Wie funktioniert das? Dahinter steckt ein einfacher Mechanismus: Speziell passende Medikamente bzw. Antikörper werden dem Körper von außen zugeführt. Diese docken an die Zelloberfläche der Brustkrebszellen an und markieren sie auf diese Weise. Gleichzeitig locken sie bestimmte Abwehrzellen des körpereigenen Abwehrsystems an, welche wiederum die markierten Brustkrebszellen vernichten.

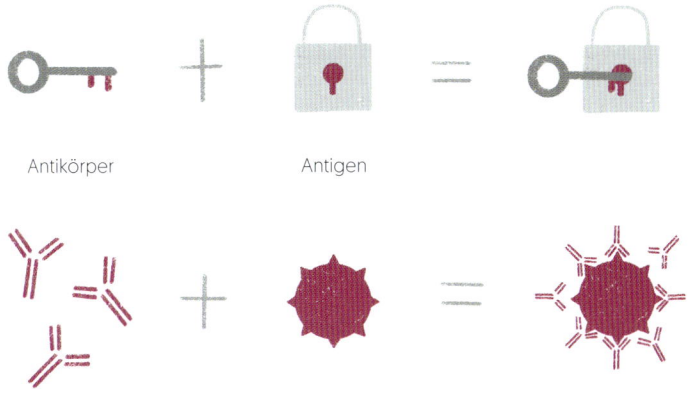

Antikörper   Antigen

Das Schlüssel-Schloss-Prinzip im Rahmen der Antikörpertherapie

Nebenwirkungen und Verträglichkeit

Eine Antikörpertherapie wird häufig parallel zur Chemotherapie begonnen und in der Regel über ein Jahr fortgeführt. Sie wird als Infusion in wöchentlichen oder mehrwöchentlichen Intervallen verabreicht.

Leider kann es auch bei dieser Form der Brustkrebsbehandlung zu Nebenwirkungen kommen. Diese sind aber meist weniger belastend als bei den bisher in diesem Kapitel beschriebenen Therapien. Um Nebenwirkungen frühzeitig zu erkennen und gegebenenfalls eingreifen zu können, werden im Rahmen der Antikörpertherapie regelmäßige Kontrolluntersuchungen durchgeführt – insbesondere des Herzens. Denn es können bei dieser Therapieform Funktionsstörungen des Herzens eintreten, die rechtzeitig erkannt werden müssen.

Neben der Antikörpertherapie gibt es noch weitere Formen der zielgerichteten Therapie, die meist ähnlich wie das oben beschriebene Prinzip funktionieren.

Strahlentherapie – Rückfälle verhindern

Die Strahlentherapie, auch **Radiotherapie** oder **Radiatio** genannt, wird in bestimmten Fällen zusätzlich zur operativen Therapie durchgeführt. Das Ziel einer Strahlentherapie ist es, das Risiko für das erneute Auftreten einer Brustkrebserkrankung zu senken. Auch das Risiko für die Entstehung von Metastasen soll so reduziert werden.

Nebenwirkungen und Verträglichkeit

Im Rahmen einer Strahlentherapie wird ionisierende Strahlung gezielt angewandt, um Tumorzellen zu zerstören oder um deren weitere Ausbreitung zu verhindern. Dazu braucht es eine gründliche Planung, die einen individuellen Behandlungsplan beinhaltet. Besonders wichtig: Zu schonende Strukturen, also z. B. besonders empfindliche Organe, müssen gegebenenfalls durch geeignete Lagerungsmaterialien und eine günstige Bestrahlungsposition festgelegt und geschützt werden. Dies wird entsprechend dokumentiert und markiert, um zukünftige Bestrahlungen analog durchführen zu können. Trotz exakter und guter Planung kann es bei Bestrahlungen zu Hautreaktionen, schmerzhaften Hautläsionen (Hautverletzungen), Lymphabflussstörungen oder Gewebeverhärtungen kommen.

Eine Strahlentherapie erfolgt in mehreren Sitzungen und erstreckt sich meist über einen Zeitraum von drei bis sechs Wochen. Sie kann in der Regel innerhalb von acht Wochen nach der operativen Therapie begonnen werden. Ist zusätzlich eine Chemotherapie geplant, wird die Strahlentherapie zwei bis vier Wochen nach Abschluss der Chemotherapie begonnen. Eine Antihormon- oder Antikörpertherapie kann parallel zur Strahlentherapie stattfinden.

Gut zu **wissen**

Prinzipiell unterscheidet man zwischen einer Bestrahlung der Brust bzw. Brustwand und einer Bestrahlung der Lymphabflusswege. Die Bestrahlung der Brust oder der Brustwand ist nach einer brusterhaltenden Therapie fast immer angezeigt. Nach einer Mastektomie ist sie jedoch nur bei bestimmten Befunden erforderlich. Je nach Lymphknotenstatus kann gegebenenfalls zusätzlich die Bestrahlung der Lymphabflusswege nötig sein.

Unterstützende Therapie

Die unterstützende (supportive) Therapie ist ein wesentlicher Bestandteil der Brustkrebsbehandlung. Denn eine Krebsdiagnose ist immer ein drastischer Einschnitt im Leben und verbunden mit psychischen, körperlichen und sozialen Herausforderungen. Doch es gibt zahlreiche Möglichkeiten, Unterstützung zu bekommen.

Hilfe annehmen

Vielen Patientinnen hilft das Gespräch mit anderen Betroffenen, Angehörigen oder Freunden. Oft besteht aber auch das Bedürfnis, mit einer »neutralen«, nicht nahestehenden oder in die Therapie involvierten Person zu sprechen. Hierfür kannst du dich an Psychoonkologen in deinem Brustzentrum wenden. Sie sind speziell ausgebildete Fachkräfte, die bei der Bewältigung psychischer Belastungen durch die Krebserkrankung helfen. In Brustzentren wird jeder Patientin ein Gespräch mit einem Psychoonkologen angeboten.

Nach der Therapie ist die Rückkehr in den Alltag oft nicht einfach, da die körperliche und mentale Erholung meist viel Zeit braucht, die du dir auch unbedingt nehmen solltest! Eine Rehabilitations- oder Anschlussheilbehandlung, die stationär, teilstationär oder ambulant stattfinden kann, ist daher oft sinnvoll.

Wichtig: Auch körperliche Aktivität, gesunde Ernährung und Hobbys geben dir Kraft und unterstützen dich. Nutze also all diese Möglichkeiten, um wieder in deinen Alltag zurückzufinden!

Nachsorge etablieren

Nach Abschluss deiner Erstbehandlung und der Anschlussbehandlungen sollte die Brustkrebsnachsorge insgesamt über einen Zeitraum von zehn Jahren erfolgen. Diese ist sehr wichtig, denn damit können ein erneutes Auftreten der Erkrankung frühzeitig entdeckt und die geeigneten Maßnahmen zeitnah ergriffen werden. Denke also immer daran, dass eine regelmäßige Nachsorge auch gleichzeitig eine gute Vorsorge ist!

	1.–3. Jahr	4.–5. Jahr	> 6. Jahr
Körperliche Untersuchung/Beratung	Vierteljährlich	Halbjährlich	Jährlich
Mammografie/Ultraschalluntersuchung der Brust	Jährlich		
Ggf. weitere Untersuchungen	Bei Indikation		

Die Brustkrebsnachsorge

Die Nachsorge übernimmt deine Frauenärztin oder dein Frauenarzt oder die gynäkologische Abteilung deiner Klinik. In den ersten drei Jahren wird alle drei Monate eine körperliche Untersuchung sowie ein Beratungsgespräch empfohlen. Im vierten und fünften Jahr verlängert sich das Intervall auf sechs Monate. Ab dem sechsten bis zum zehnten Jahr finden die Untersuchungen jährlich statt. Zudem solltest du jährlich eine Ultraschalluntersuchung der Brust sowie eine Mammografie machen lassen. Nach zehn Jahren sollten die regulären Vorsorgeuntersuchungen durchgeführt werden (s. S. 20 ff.).

Dein **Therapie-Fahrplan**

Die Kombination der unterschiedlichen Therapiemodalitäten wird stets individuell an deinen Tumor angepasst. Bestimmte Abläufe in der zeitlichen Reihenfolge der verschiedenen Therapieformen haben sich allerdings bewährt und etabliert: Ist beispielsweise bei dir eine Chemotherapie geplant, so kann diese vor oder nach der operativen Therapie stattfinden. Bei Beginn einer Chemotherapie nach dem chirurgischen Eingriff sollten stabile Wundverhältnisse vorliegen.

Soll eine Bestrahlung erfolgen, so wird diese im Anschluss an die Operation oder an die Chemotherapie durchgeführt. Eine Antikörpertherapie wird meist nach dem operativen Eingriff, ggf. parallel zur Chemotherapie begonnen. Eine endokrine Therapie schließt sich meist an die Chemotherapie an.

Die vollständige Wiederherstellung (Rekonstruktion) der weiblichen Brust findet erst einige Monate nach abgeschlossener Strahlentherapie statt. Die Voraussetzungen dafür werden allerdings häufig bereits im Rahmen der operativen Therapie geschaffen (s. S. 52).

			Antihormontherapie	
Chemotherapie	Operation	Chemotherapie	Bestrahlung	Rekonstruktion
		Antikörpertherapie		

Die **prophylaktische Operation**

In den letzten Jahren konnten bereits zahlreiche Genveränderungen (Genmutationen) identifiziert werden, die mit einem zum Teil deutlich erhöhten Brustkrebsrisiko einhergehen (s. S. 25 ff.). Solltest du Trägerin einer dieser Mutationen sein, ist bei dir nicht nur das Risiko für die Entstehung von Brustkrebs erhöht, sondern dass du, falls du erkranken solltest, in einem deutlich jüngeren Alter von Brustkrebs betroffen bist.

Liegt bei dir ein genetisches Risiko für eine Brustkrebserkrankung vor, solltest du eine vorsorgliche Entfernung der Brustdrüsen in Erwägung ziehen: die sogenannte **prophylaktische Mastektomie.** Abhängig davon, ob du bislang an Brustkrebs erkrankt bist, wird dabei die vorsorgliche Entfernung der Brustdrüse entweder auf beiden Seiten oder lediglich auf einer Seite durchgeführt. Die Behandlung einer erkrankten Brust erfolgt gemäß der Beschreibung in den vorangegangenen Kapiteln.

Prinzipiell erfolgt die prophylaktische Entfernung deiner Brust analog zu einer therapeutischen hautschonenden Brustdrüsenentfernung wie im Kapitel »Operative Therapie« (s. S. 52 ff.) beschrieben. Im Rahmen der prophylaktischen Operation können deine Brustwarzen und Brustwarzenhöfe erhalten

Gut zu **wissen**

Bitte beachte: Im Gegensatz zu fast allen anderen operativen Eingriffen wird im Rahmen der prophylaktischen Mastektomie gesundes Gewebe entfernt. Das Ziel einer prophylaktischen Mastektomie ist also nicht die Therapie einer Erkrankung, sondern die Risikoreduktion für die Entstehung von Brustkrebs.

bleiben oder mit entfernt werden, je nachdem, wie du dich nach entsprechender ärztlicher Beratung entscheidest. Da die Brustwarze selbst durch die Brustdrüsenausführungsgänge gebildet wird, solltest du bedenken, dass durch deren Erhalt auch etwas Restbrustdrüsengewebe zurückbleibt, also ein etwas höheres Restrisiko besteht.

Der Verlauf der Operation

Der Operationszugang für die prophylaktische Brustdrüsenentfernung kann variieren und ist unter anderem abhängig von deiner Brustform und Brustgröße. Meist wird die Brustdrüse aber über einen Schnitt in der Unterbrustfalte entfernt. Auch ein Zugang am unteren Rand des Brustwarzenhofes ist möglich. Der Hautmantel wird dabei in der Regel intakt gelassen. Manchmal ist auch eine Straffung der Haut erforderlich, um der Brust eine bessere Form geben zu können.

Nach Entfernung der Brustdrüse wird die Brust noch in derselben Operation wiederhergestellt. Dies kann entweder durch ein Implantat oder durch körpereigenes Gewebe erfolgen. Welche Art der Wiederherstellung gewählt wird, ist abhängig von deinen körperlichen Voraussetzungen sowie von deinen Ansprüchen an die Rekonstruktion.

Die Operationsergebnisse der vorsorglichen Brustdrüsenentfernung kann man – auch bei einer Wiederherstellung mit Implantaten – nicht mit denen einer ästhe-

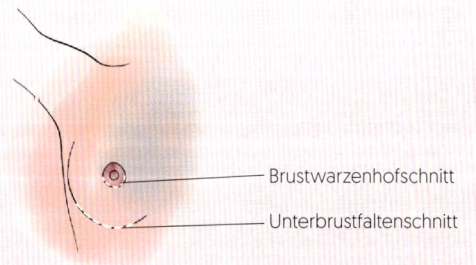

Die typischen Schnittführungen für die Brustdrüsenentfernung am Unterrand des Brustwarzenhofs bzw. in der Unterbrustfalte

Brustwarzenhofschnitt

Unterbrustfaltenschnitt

tischen Brustvergrößerung vergleichen. Durch die Entfernung der Brustdrüse verbleibt nämlich lediglich ein dünner Weichteilmantel, der das Implantat bedeckt. So kann das Implantat bsw. eher tastbar sein.

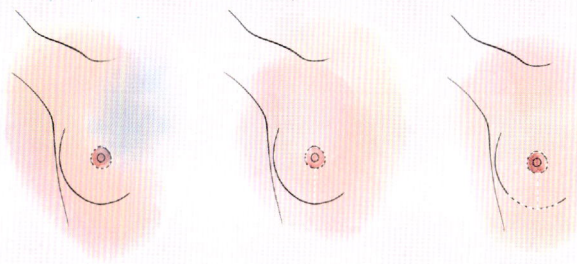

Die Schnittführungen für die Brustdrüsenentfernung mit Straffung der Brust

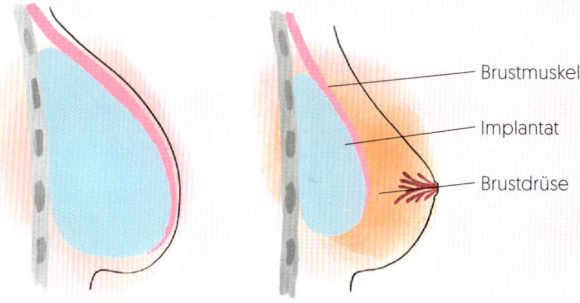

Brustmuskel

Implantat

Brustdrüse

Der Vergleich von rekonstruktiver und ästhetischer Implantateinlage unterhalb des Brustmuskels

Alternativ zur vorsorglichen, operativen Entfernung der Brustdrüsen können natürlich auch intensivierte Früherkennungsmaßnahmen zum Einsatz kommen, beispielsweise wenn zum aktuellen Zeitpunkt keine Operation gewünscht oder diese nicht möglich ist.

Die **Wieder- herstellung** der weiblichen Brust

Im folgenden Kapitel stelle ich alle wichtigen und hilfreichen Informationen vor, die es dir ermöglichen, eine selbstbewusste Entscheidung zur Wiederherstellung deiner Brust zu treffen.

Vorausschauende
Planung

Während die Brustkrebsdiagnostik und -behandlung meist in der Gynäkologie angesiedelt ist, erfolgt die Wiederherstellung der weiblichen Brust durch die Plastische Chirurgie. Meines Erachtens ist die Verzahnung der beiden Bereiche von Anfang an essenziell für eine optimale Brustkrebsbehandlung und der Brustrekonstruktion. Du solltest bereits bei Diagnosestellung bzw. Festlegung der Therapie wissen, dass und auf welche Weise eine ansehnliche Wiederherstellung deiner Brust möglich ist – sofern du das möchtest. Für mein Verständnis gehören die Brustkrebsbehandlung und die Brustrekonstruktion absolut zusammen!

Direkt nach der Brustkrebsdiagnose wünschst du dir verständlicherweise vor allem, dass der Tumor schnellstmöglich aus deinem Körper entfernt wird. Dennoch solltest du dir auch dann schon Gedanken darüber machen, ob für dich eine Brustrekonstruktion grundsätzlich infrage kommt oder nicht. Denn bereits während der Operation, sowohl bei der brusterhaltenden OP als auch bei der Mastektomie, können schon erste Maßnahmen zur Wiederherstellung deiner Brust getroffen werden.

Die Brustrekonstruktion, also die Wiederherstellung der weiblichen Brust, ist für viele Frauen ein bedeutsamer Schritt auf dem Weg, sich in ihrem Körper nach überstandener Erkrankung wieder wohlzufühlen. Dabei solltest du aber ehrlicherweise beachten: Deine frühere Brust kann dir keine versierte Chirurgin, kein versierter Chirurg zurückgeben. Dennoch, die

Ergebnisse einer Brustwiederherstellung können sich sehen lassen! Durch neue Operationsmethoden erfüllt die Medizin inzwischen hohe kosmetische Ansprüche, und es gibt heutzutage viele verschiedene Möglichkeiten, die Brust wieder aufzubauen. Das wichtigste Ziel der Brustwiederherstellung ist es, eine natürliche Brust nachzuahmen sowie eine gute Symmetrie zur Gegenseite zu erreichen. Die Wiederherstellung deiner Brust darf nach dem langen Weg der Krebstherapie also auf jeden Fall ein Lichtblick sein! Übrigens sollte auch die Wiederherstellung der Brust in einem zertifizierten Brustzentrum durchgeführt werden. Nur so können dir auch alle Arten der Wiederherstellung angeboten werden.

Wann kann die Brustrekonstruktion beginnen?

Grundsätzlich ist eine Brustrekonstruktion zu jeder Zeit möglich. Sie kann entweder **primär**, also gleichzeitig mit der Entfernung des Tumors bzw. der Brust begonnen werden oder zu einem späteren Zeitpunkt (**sekundär**) erfolgen. Die spätere Rekonstruktion ist auch noch Jahre nach der Brustentfernung möglich, sogar eine Kombination beider Verfahren ist möglich. Womit du allerdings rechnen solltest, ist Zeit. Denn für die vollständige und symmetrische Wiederherstellung der weiblichen Brust sowie der Brustwarze und des Warzenhofes sind meist mehrere Operationen nötig.

Kostenübernahme durch Krankenkassen

Die Kosten, die im Zusammenhang mit der Wiederherstellung der betroffenen Brust entstehen, werden sowohl von der gesetzlichen als auch von der privaten Krankenkasse übernommen. Sollen jedoch Korrektureingriffe erfolgen oder ist aus Symmetriegründen eine Angleichung der nicht betroffenen Brust notwendig, solltest du vor der Operation die Zusage der Kostenübernahme von der Krankenkasse einholen.

Nachsorge nach einer Brustrekonstruktion

Bitte beachte: Nachsorge- bzw. Vorsorgeuntersuchungen der Brust sind auch nach einer Brustrekonstruktion möglich und sollten auf jeden Fall in regelmäßigen Abständen durchgeführt werden (s. S. 75). Prinzipiell ist auch eine Mammografie mit Brustimplantaten möglich. Weise die durchführende radiologische Fachkraft jedoch unbedingt auf das vorhandene Implantat hin! Sie wird dann spezielle Untersuchungstechniken anwenden, um eine Beschädigung des Implantats zu vermeiden. Kann das Gewebe durch die Mammografie nicht gut genug abgebildet bzw. beurteilt werden oder ist die Durchführung aus anderen Gründen nicht möglich, kommen andere Methoden in Betracht. In der Regel wird dann auf eine MR-Tomografie zurückgegriffen. So kann die Brust einerseits besser beurteilt werden – und das Implantat wird andererseits nicht beschädigt.

Gut zu wissen

Prinzipiell gibt es keine Altersgrenzen für die Wiederherstellung der Brust. Allerdings sollte das Alter in die Auswahl des Wiederherstellungsverfahren einbezogen werden.

Die verschiedenen
Möglichkeiten

Es gibt zahlreiche einfachere, aber auch komplexere Verfahren, die weibliche Brust wiederherzustellen. Welches Verfahren letztlich für dich sinnvoll ist, hängt natürlich auch ganz entscheidend davon ab, ob deine Brust vollständig entfernt oder ob eine brusterhaltende Therapie durchgeführt wurde. Nach einer Entfernung kann man die Brust entweder mit einem **Implantat,** mit **Eigengewebe** oder einer **Kombination aus Implantat und Eigengewebe** wiederherstellen. Bei einer brusterhaltenden Therapie lässt sich die Brustform mit **Eigenfett (Lipofilling)** optimieren. Dies funktioniert vor allem bei kleineren Volumendefekten oder zur weiteren Formverbesserung nach erfolgter Wiederherstellung mit einem Implantat oder Eigengewebe. Die Wiederherstellung der Brustwarze und des Warzenhofes kann operativ oder durch Tätowierung erfolgen.

Ob deine Brust nach einer Mastektomie oder nach ausgedehnter Gewebeentfernung überhaupt wieder aufgebaut werden soll, ist natürlich eine sehr individuelle Entscheidung, es gibt dabei kein Richtig oder Falsch. Manche Frauen entscheiden sich auch für das Einlegen einer dauerhaften **Brustprothese** in den BH oder tragen speziell angepasste BHs mit aufgepolsterten Cups, um eine optische Symmetrie der Brust zu erreichen. Und wieder andere Frauen zeigen sich selbstbewusst brustlos. Dennoch kann ich die operative Wiederherstellung der weiblichen Brust in den allermeisten Fällen absolut empfehlen!

Gut informiert zur Entscheidung kommen

Es ist wichtig, dass du dich über die einzelnen Möglichkeiten der Brustwiederherstellung informierst und entsprechende Beratungsangebote deiner behandelnden Ärztinnen und Ärzten im Brustzentrum in Anspruch nimmst. Unter anderem sollten dabei diese Fragen geklärt werden:

- Welche Voraussetzungen müssen für das entsprechende Verfahren erfüllt sein?
- Welche Vor- und Nachteile gibt es?
- Wie viele Eingriffe sind nötig?
- Wie lange dauert es, bis die Brust vollständig wiederhergestellt ist?
- Welche Komplikationen können auftreten?
- Wie groß soll die neue Brust sein?
- Ist eine Formveränderung auf der Gegenseite gewünscht?
- Welches Ergebnis kann ich erwarten?
- Wie fühlt sich die neue Brust an?

Im Folgenden stelle ich die einzelnen Möglichkeiten der Brustwiederherstellung sowie die Voraussetzungen, die dafür jeweils erfüllt sein müssen, vor, und gehe auch auf die Vor- und Nachteile der verschiedenen Optionen ein.

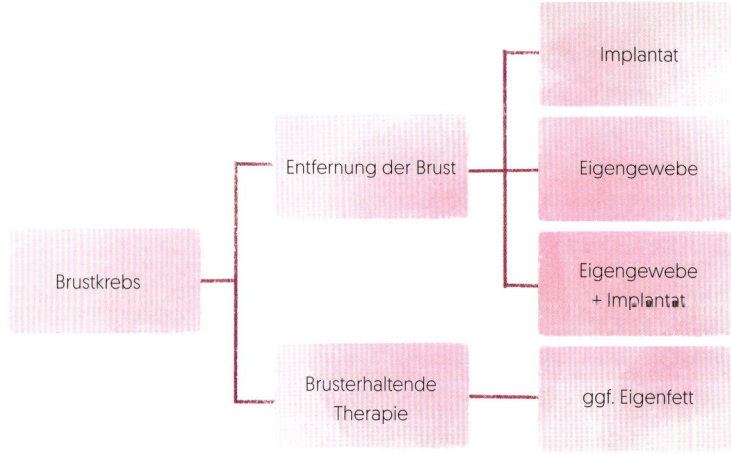

Die Möglichkeiten der Wiederherstellung im Überblick

Wiederherstellung mit einem **Implantat**

Wurde deine Brust bei der Operation komplett entfernt, ist das Einsetzen eines Implantats eine der Möglichkeiten zur Wiederherstellung der Brust. Ist bei dir allerdings noch eine Bestrahlung der Brust geplant oder wurde die Brust bereits in der Vergangenheit bestrahlt, solltest du eher ein anderes Rekonstruktionsverfahren wählen, sofern dies möglich ist. Durch eine Bestrahlung steigt nämlich das Risiko für Implantatkomplikationen.

Wenn bei der Brustentfernung die Brusthaut erhalten bleibt, so kann bereits im Rahmen der Tumoroperation ein Implantat eingesetzt werden. Wir sprechen dann von einer **implantatbasierten Sofortrekonstruktion**.

Musste die Brusthaut jedoch überwiegend entfernt werden, reicht die ortsständige, also die an der Brust noch vorhandene Haut, nicht aus, um das Implantat vollständig zu bedecken. In diesem Fall wird das Haut- und Weichteilgewebe zunächst gedehnt (expandiert), bevor ein endgültiges Implantat eingesetzt werden kann. Dazu wird während der Tumoroperation ein **Gewebeexpander** eingelegt. Er ähnelt im Aussehen einem herkömmlichen Brustimplantat und besteht aus einer dehnbaren Silikonhülle und einem integrierten oder anhängendem Ventil. Das Ventil eines Expanders ist magnetisch und kann so mithilfe eines Magnetschlüssels auf der Hautoberfläche lokalisiert werden. Über das Ventil wird der Expander dann schrittweise in regelmäßigen Abständen mit einer Kochsalzlösung aufgefüllt, um die Haut zu dehnen bzw. bis die Brustgröße, die du dir wünschst, erreicht ist. Meist wird bei der Expander-Einlage im Rahmen der Operation bereits eine erste Befüllung vorgenommen. Je nach Zielvolumen sind in der Regel vier bis fünf, manchmal aber auch mehr Termine für die Befüllungen nötig. Häufig finden diese Termine in wöchentlichen Abständen statt, um dem Gewebe ausreichend Zeit zu geben, sich zu dehnen. In der Regel ist der Expander also nach ein bis maximal zwei Monaten ausreichend befüllt.

Ist der Expander vollständig gefüllt, kann er frühestens drei bis sechs Monate später bei einem kleineren operativen Eingriff gegen ein endgültiges Implantat ausgetauscht werden. Für diesen Austausch wird als Operationszugang die bestehende Narbe verwendet, damit keine neuen Narben entstehen.

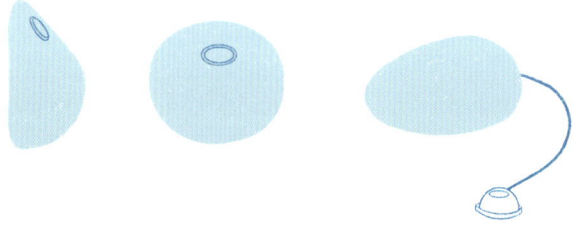

Der Gewebeexpander mit integriertem sowie anhängendem Ventil

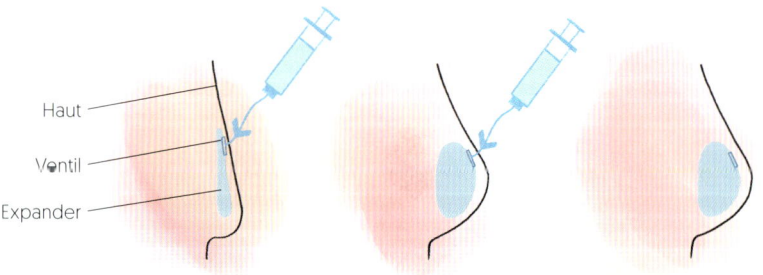

Haut

Ventil

Expander

Das Prinzip der Befüllung des Gewebeexpanders

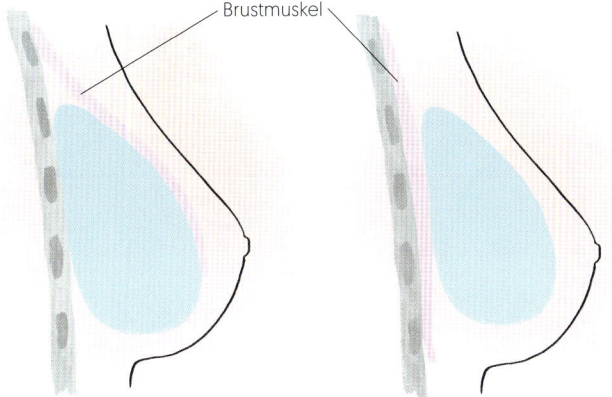

Brustmuskel

Die Implantatlage auf und unter dem Brustmuskel im Vergleich

Sowohl das Implantat als auch der Gewebeexpander werden meist unter den Brustmuskel eingesetzt, damit eine ausreichende Weichteilbedeckung gegeben ist. Prinzipiell geht aber auch ein Einsetzen auf dem Brustmuskel.

Wird das Implantat bei einer implantatbasierten Sofortrekonstruktion unter den Brustmuskel eingesetzt, muss häufig zusätzlich ein **Netz** aus körpereigenem Gewebe, künstlichen oder tierischen Materialien eingesetzt werden. Dies dient dazu, ein mögliches Abrutschen des Brustmuskels, der durch die Präparation sehr mobil geworden ist, zu verhindern und somit das Implantat besser zu schützen und eine gleichmäßige und harmonische Brustform zu erreichen. Das Netz wird dazu mit dem unteren Rand des Brustmuskels vernäht und in der Unterbrustfalte fixiert.

Welches Brustimplantat deine Ärztin oder dein Arzt letztlich für die Wiederherstellung deiner Brust auswählt, hängt davon ab, wie viel Gewebe während deiner Mastektomie-Operation entfernt wurde und welche Brustgröße du dir wünschst. Zudem muss die Form deines Brustkorbs sowie

deiner Brust-Gegenseite mitbedacht werden. Jedes Implantat wird individuell für eine Patientin, also für dich, ausgewählt.

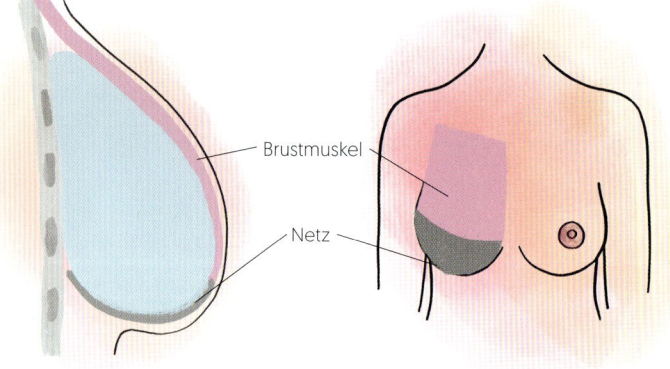

Die Rekonstruktion mit Implantat und Netz

Vorteile und mögliche Komplikationen

Die Implantatrekonstruktion hat zahlreiche Vorteile. So sind sowohl die
Operationsdauer als auch die Regenerationszeit kürzer als beispielsweise
bei der Brustwiederherstellung mit Eigengewebe (s. S. 95). Da kein Eigengewebe von einer anderen Region deines Körpers gewonnen werden muss,
entstehen auch keine zusätzlichen Narben oder mögliche Komplikationen
an diesen Körperstellen. Durch den Erhalt deiner »ortsständigen«, also
noch vorhandenen Brusthaut bzw. deren Aufdehnung bleibt auch ein Großteil der Sensibilität deiner Brusthaut erhalten.

Allerdings: Nicht verschwiegen werden soll an dieser Stelle eine gefürchtete Komplikation nach der Brustwiederherstellung mit einem Implantat,
die sogenannte **Kapselfibrose,** auch **Kapselkontraktur** genannt. Diese
kann als Folge der natürlichen Abwehrreaktion deines Körpers entstehen,
einen Fremdkörper, also dein Implantat, mit einer bindegewebigen Kapsel-

struktur zu umhüllen. In der Regel entsteht eine weiche, nicht tastbare Hülle. Bei der Kapselfibrose hingegen entsteht eine **feste, dicke Kapsel**, die sich um das Implantat herum zusammenziehen und dieses somit auch einengen oder gar schädigen kann. Solltest du im Laufe der Zeit also unschöne Form- und Lageveränderungen deines Implantats bemerken oder sollte deine Brust sogar schmerzen, ist ein Wechsel des Implantats oder ein Verfahrenswechsel, nämlich die Verwendung von Eigengewebe, notwendig!

Die Bestrahlung der Brust erhöht das Risiko einer Kapselfibrose. Sollte deine Brust also bestrahlt worden sein, wäre zu überlegen, ob du nicht eher die Rekonstruktion mit Eigengewebe der Implantatrekonstruktion vorziehen solltest. Ist die Rekonstruktion mit Eigengewebe nicht möglich, kann das Risiko der Kapselfibrose durch Implantate mit einer speziellen Oberflächenbeschichtung immerhin reduziert werden.

Außerdem solltest du bedenken, dass durch die Einlage eines Implantats bei einseitiger Rekonstruktion ein Unterschied zur Gegenseite besteht. Die gesunde Brust, also das körpereigene Gewebe, verhält sich beispielsweise

Gut zu **wissen**

Implantate sind insbesondere bei jüngeren Patientinnen meist keine lebenslange Lösung zur Brustrekonstruktion. In der Regel müssen Implantate aufgrund von Materialermüdung, Defekten oder eben einer Kapselfibrose ausgetauscht werden.

bei Gewichtsveränderungen, Schwangerschaften oder bedingt durch die Schwerkraft anders als die wiederhergestellte Implantatbrust. Auch das Wärme-Kälte-Empfinden kann unterschiedlich sein.

Große Auswahl
bei **Brustimplantaten**

Mittlerweile gibt es eine riesige Palette unterschiedlicher Brustimplantate von verschiedenen Herstellern. In Deutschland werden meist Brustimplantate verwendet, die aus einer Silikonhülle bestehen und mit einem zähflüssigen, formstabilen Silikon-Gel gefüllt sind. Alternativ gibt es mit einer Kochsalzlösung gefüllte Brustimplantate. Diese fühlen sich jedoch weniger natürlich an und bieten aufgrund ihrer Flüssigkeitsfüllung eine kleinere Auswahlmöglichkeit hinsichtlich der Form. Mit einer Kochsalzlösung gefüllte Implantate werden daher deutlich weniger häufig verwendet. Prinzipiell sind Brustimplantate in diversen Größen und Formen erhältlich. Zur Wiederherstellung der Brust werden meist Implantate mit Volumina zwischen 200 und 500 ml eingesetzt.

Es gibt tropfenförmige (anatomische) und gleichmäßig runde Implantatprofile. Auch hinsichtlich der Basis, also der flachen Seite eines Implantats, die auf dem Brustkorb zu liegen kommt, kann aus verschiedenen Formen gewählt werden. So gibt es Implantate mit runder, querovaler oder längsovaler Basis.

Ein weiterer Aspekt ist die Projektion, also die Wölbung des Implantats. Sie kann mehr oder weniger stark ausgeprägt sein. Betrachtet man beispielsweise Implantate mit gleichem Volumen, so ergibt sich bei einer kleineren Implantatbasis eine höhere Projektion.

Außerdem sind Implantate mit verschiedenen Oberflächenbeschichtungen erhältlich. Hier unterscheidet man zwischen glatten, rauen (texturierten) und schaumbeschichteten Oberflächen. Zur Brustrekonstruktion werden in erster Linie texturierte und schaumbeschichtete Implantate verwendet.

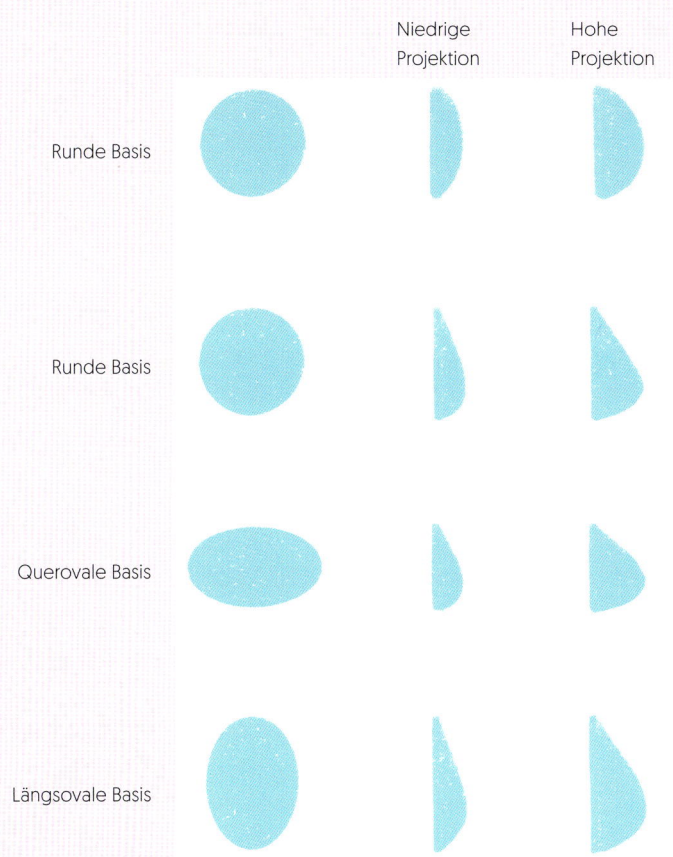

	Niedrige Projektion	Hohe Projektion
Runde Basis		
Runde Basis		
Querovale Basis		
Längsovale Basis		

Die Brustimplantate in unterschiedlichen Formen

KOMPAKT: Rekonstruktion mit einem Implantat

- Verfahren zur Wiederherstellung der Brust nach deren vollständiger Entfernung
- bei erfolgter oder geplanter Bestrahlung solltest du die Rekonstruktion mit Eigengewebe der implantatbasierten Rekonstruktion vorziehen
- bei ausreichendem Hautmantel: Möglichkeit der Sofortrekonstruktion (ein Eingriff)
- bei knappem Hautmantel: Zunächst Expandereinlage und Vordehnung der Haut und des Weichteilgewebes sowie späterer Wechsel auf ein endgültiges Implantat (zwei Eingriffe)
- zusätzlich kann in beiden Situationen die Wiederherstellung von Brustwarze und Warzenhof erfolgen sowie die Gegenseite angeglichen werden
- ein Gewebeexpander besitzt ein Magnet-Ventil, über das die schrittweise Befüllung erfolgt
- Implantat und Gewebeexpander werden meist unter dem Brustmuskel platziert, können aber auch oberhalb davon platziert werden
- bei der implantatbasierten Sofortrekonstruktion ist ggf. die zusätzliche Einlage eines Netzes nötig
- Implantate werden individuell ausgewählt
- kurze Operationszeit
- kurze Regenerationszeit
- durch den Verzicht auf die Entnahme von körpereigenem Gewebe entstehen keine zusätzlichen Narben bzw. Komplikationen
- Risiko der Entstehung einer Kapselfibrose mit unschönen Form- und Lageveränderungen des Implantats oder gar Schmerzen
- keine dauerhafte Lösung der Wiederherstellung
- ein Implantat ist und bleibt ein Fremdkörper und verhält sich anders als die natürliche Gegenseite

Wiederherstellung mit
Eigengewebe

Die Wiederherstellung deiner Brust mit Eigengewebe ist die nachhaltigste und mittlerweile immer häufiger angewandte Form der Brustrekonstruktion und wird daher häufig als Goldstandard bezeichnet. Dabei wird dir körpereigenes Haut-, Unterhaut- und Fettgewebe sowie möglicherweise auch Muskelgewebe aus anderen Körperpartien als Gewebeblock entnommen, damit es an deine Brust verpflanzt werden kann. Diese Form der Brustwiederherstellung dient ebenso wie die implantatbasierte Rekonstruktion hauptsächlich der vollständigen Wiederherstellung der weiblichen Brust und erfolgt demzufolge nach einer vollständigen Entfernung der Brust (Mastektomie). Anders als ein Brustimplantat könnte Eigengewebe allerdings auch lediglich einen Brustanteil ersetzen, da der entnommene Gewebeblock individuell anpassbar ist. Dieses Verfahren ist jedoch nur in Ausnahmefällen sinnvoll.

Damit der Gewebeblock, der medizinisch als **Lappenplastik** bezeichnet wird, gut einheilen kann, muss dessen Durchblutung entsprechend sichergestellt werden. Dafür gibt es zwei Möglichkeiten: **gestielte** oder **freie Lappenplastiken**.

Bei gestielten Lappenplastiken bleibt die Durchblutung über definierte Blutgefäße erhalten. Der Gewebeblock muss also aus einer Nachbarregion der Brust entnommen werden. Die freie Lappenplastik hingegen bezeichnet einen Gewebeblock aus einer nicht benachbarten Region. In diesem

Fall muss für die Entnahme des Gewebes die Durchblutung unterbrochen und wiederhergestellt werden. Dazu wird der jeweilige Gewebeblock mit einem zuführenden und einem abführenden Blutgefäß entnommen und nach der Verlagerung der Lappenplastik an deine Brust wieder an das Gefäßsystem angeschlossen. Eine derartige Gefäßverbindung wird auch als **Anastomose** bezeichnet. Da die Gefäße nur einen Durchmesser von 2–4 mm haben, muss dazu ein Operationsmikroskop verwendet werden. Für dich wichtig zu wissen: Für die Wiederherstellung der Brust werden meistens freie Lappenplastiken verwendet.

Geeignete Gefäße für den Gefäßanschluss verlaufen meist unterhalb der Rippen. Deshalb wird in der Regel ein kleines Stück des knorpeligen Anteils deiner Rippe entfernt, um diese Anschlussgefäße besser darzustellen. Aber keine Sorge, durch dieses Vorgehen entsteht keine Instabilität des Brustkorbs!

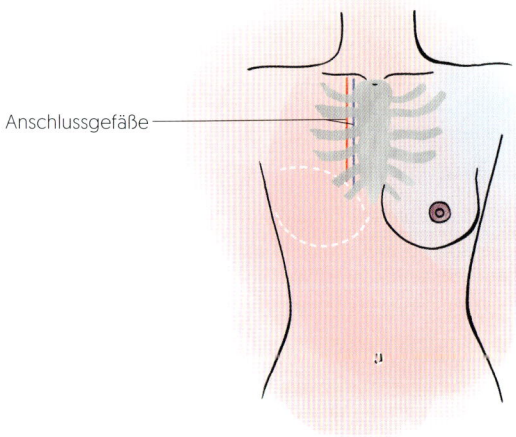

Anschlussgefäße

Die am häufigsten verwendeten Anschlussgefäße im Bereich der Brust verlaufen unterhalb der Rippen.

Die Rekonstruktion mit Eigengewebe kann, wie die implantatbasierte Rekonstruktion, sofort, also in derselben Operation wie die Brusttumorentfernung, oder aber zu einem späteren Zeitpunkt erfolgen. Die geeignetsten Spenderstellen für Eigengewebe sind **Bauch, Oberschenkel, Rücken** oder **Gesäß**.

Kommt Eigengewebe zum Einsatz, kann es, wie bei der implantatbasierten Wiederherstellung der Brust, sinnvoll sein, zunächst mit einem Hautexpander zu arbeiten (s. S. 87 f.). Nach entsprechender Vordehnung der Haut wird das Eigengewebe in einem nächsten Schritt verpflanzt, d. h. unter deiner Haut und auf deinem Brustmuskel eingebettet. Alternativ kann auch die Haut der Lappenplastik dazu verwendet werden, die fehlende Brusthaut zu ersetzen. Dabei solltest du wissen, dass das ersetzte Hautareal in der Regel dauerhaft ohne Gefühl bleibt.

Ein großer Vorteil der Eigengewebsrekonstruktion ist, dass man dabei auf einen Fremdkörper verzichten kann. Körpereigenes Gewebe verhält sich im Laufe der Zeit außerdem viel natürlicher und symmetrischer zur gesunden Gegenseite als ein Implantat. Im Gegensatz zur Brustrekonstruktion mit einem Implantat ist die Verwendung von Eigengewebe auch nach erfolgter oder bei geplanter Bestrahlung der Brust geeignet. Die Rekonstruktion mit Eigengewebe ist chirurgisch deutlich anspruchsvoller. In erfahrenen Händen ist die Technik jedoch sicher, und die Einheilungsraten der Lappenplastiken sind sehr gut – ebenso wie die Zufriedenheit der Patientinnen.

Gut zu wissen

Sowohl die Dauer der Operation als auch die Erholungszeit sind bei Rekonstruktionen mit Eigengewebe deutlich länger im Vergleich zur implantatbasierten Rekonstruktion. Dafür stehen im Laufe des Lebens keine Implantatwechsel mehr an.

Lass dich also – wie schon des Öfteren erwähnt – immer ausführlich beraten und informiere dich umfänglich, bevor du deine Entscheidung triffst.

Vorteile und mögliche Komplikationen

Was dir zunächst vielleicht wie ein Nachteil erscheinen mag, kann durchaus auch sehr charmant sein: Denn für die Eigengewebsrekonstruktion ist die Entnahme des Eigengewebes von einer anderen Körperregion nötig. Manchmal kann diese Spenderregion dadurch auch ästhetisch »optimiert« werden. Die Kehrseite können an diesen Stellen zusätzliche Komplikationen sein, auch das darf man nicht verschweigen.

Prinzipiell variiert die Größe, die für die neue Brust angestrebt werden kann, je nach deiner Spenderregion und deinem Ernährungszustand. Solltest du sehr schlank sein, steht möglicherweise an der gewünschten Entnahmestelle gar nicht ausreichend Gewebe für eine Eigengewebsrekonstruktion zur Verfügung, sodass eine andere Spenderregion gewählt werden oder doch auf ein Implantat zurückgegriffen werden muss.

Die auf den nächsten Seiten aufgeführten Methoden der Eigengewebsrekonstruktion (insbesondere die DIEP-Lappenplastik) werden am häufigsten zur Wiederherstellung der weiblichen Brust verwendet. Darüber hinaus gibt es noch einige andere Lappenplastiken, die je nach Bedarf sowie je nach deinem ganz individuellen Befund angewandt werden können.

Eigengewebe vom Unterbauch: die DIEP-Lappenplastik

Die **DIEP-Lappenplastik** ist die häufigste Methode zur Wiederherstellung der Brust mit Eigengewebe. Sie besteht aus Haut- und Fettgewebe, das von deinem Unterbauch entnommen und an deine Brust verpflanzt wird. Damit die DIEP-Lappenplastik vom Unterbauch entnommen werden kann, muss ein gewisser »Gewebeüberschuss« vorhanden sein. Bist du also sehr schlank und hast einen straffen Bauch, ist diese Lappenplastik nicht möglich. In diesem Fall muss man auf eine andere, geeignetere Spenderregion zurückgreifen.

DIEP (manchmal auch DIEAP) ist ein Akronym und steht für das Blutgefäß, das die Lappenplastik versorgt: der **D**eep **I**nferior **E**pigastric Artery **P**erforator.

Wird eine DIEP-Lappenplastik geplant, erfolgt vor der Operation eine Beurteilung der Durchblutung des Unterbauches. Dazu wird meist eine Computertomografie mit Kontrastmittel zur Gefäßdarstellung durchgeführt. In manchen Fällen kann auch bereits das Staging-CT ausreichend sein. Je nach Operateur wird zusätzlich oder alternativ eine Ultraschalluntersuchung durchgeführt.

Häufig wird schon am Vortag der Operation die ellipsenförmige Schnittführung am Unterbauch eingezeichnet. Die obere Markierung befindet sich dabei meist etwas oberhalb deines Nabels, die untere Markierung wird je nach Ausmaß des Gewebeüberschusses festgelegt. Die entstehende Narbe verläuft dann quer im Unterbauch. Im Rahmen der Operation wird zunächst der Nabel umschnitten, verbleibt an seiner Position und wird am Ende der Operation wieder in die Bauchdecke integriert. Der aufwändigste Schritt der Operation ist die Darstellung der sehr kleinen Gefäße, die die Lappenplastik durchbluten.

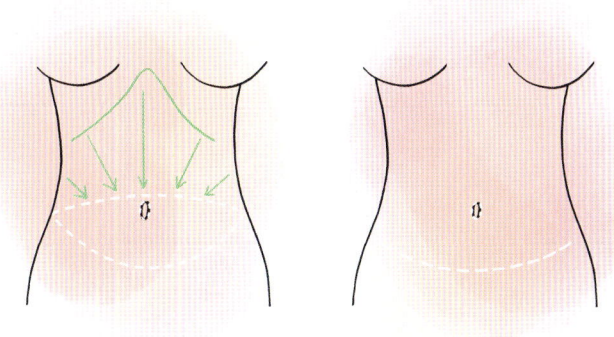

Die Markierung der Schnittführung für die DIEP-Lappenplastik sowie die Darstellung des entstehenden Narbenbildes am Bauch (jeweils weiß gestrichelt)

Ein großer Vorteil der DIEP-Lappenplastik im Vergleich zur später beschriebenen TRAM-Lappenplastik (s. S. 102 f.) ist, dass deine gerade Bauchmuskulatur dabei weitestgehend geschont wird. Die Bauchwand wird durch diesen Eingriff also nicht wesentlich geschwächt, und nach der Entnahme der Lappenplastik wird die Bauchdecke ähnlich wie bei einer Bauchdeckenstraffung mobilisiert und verschlossen. Dadurch resultiert auch ein deutlicher Straffungseffekt der Bauchdecke.

Um die Operationsdauer zu verkürzen, wird häufig in zwei Operationsteams gearbeitet. Ein Team ist dabei für die Entnahme der Lappenplastik am Bauch sowie ihrer Gefäße zuständig, das andere Team legt die Anschlussgefäße im Brustbereich frei. Als Operationszugang für die Vorbereitung der Anschlussgefäße kann meist die bereits vorhandene Narbe an deiner Brust genutzt werden.

Je nach gewünschter Brustgröße kann mit der DIEP-Lappenplastik ein kleinerer oder größerer Anteil des Hautmantels der Brust ersetzt werden. Allerdings bleibt dieser Bereich in der Regel gefühllos.

Sofern bereits eine Dehnung der Haut mittels Expander erfolgt ist oder die Haut im Rahmen der Brustdrüsenentfernung erhalten werden konnte, kann die DIEP-Lappenplastik auch vollständig unter dem vorhanden Hautmantel versteckt werden. Bei diesem Verfahren verändert sich das Gefühl im Bereich der Brusthaut in der Regel nicht. Damit die Lappenplastik nach der Operation besser beurteilbar ist, kann in diesem Fall eine sogenannte **Monitorinsel** belassen werden. Sie dient dazu, die Lappenplastik postoperativ regelmäßig zu kontrollieren, wie zum Beispiel auf Farbveränderungen, die auf Blutflussstörungen hinweisen könnten. Die Monitorinsel kann gegebenenfalls zu einem späteren Zeitpunkt im Rahmen eines kleinen operativen Eingriffs entfernt werden.

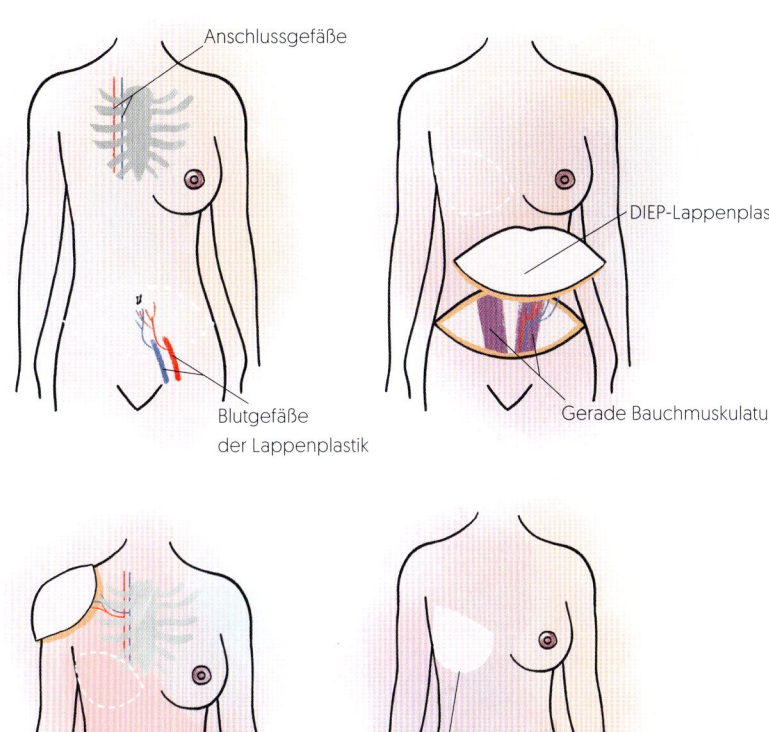

Anschlussgefäße

DIEP-Lappenplastik

Blutgefäße
der Lappenplastik

Gerade Bauchmuskulatur

Narben

Die Darstellung der Anschlussgefäße sowie der Gefäße der Lappenplastik (oben links),
die präparierte DIEP-Lappenplastik vor der Verpflanzung an die Brust (oben rechts), die
Verpflanzung der DIEP-Lappenplastik an die Brust (unten links) und das Narbenbild mit
DIEP-Lappenplastik als Ersatz für den Hautmantel (unten rechts)

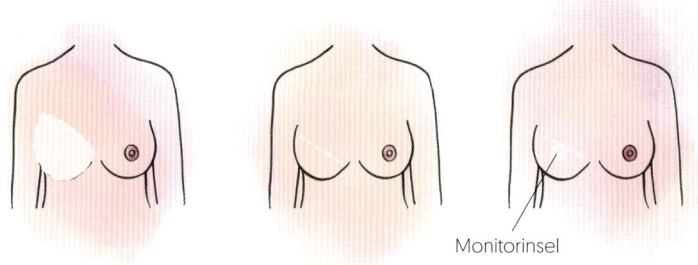

Monitorinsel

Kompletter Ersatz des Hautmantels durch die Lappenplastik (links), vollständig unter der Haut »versteckte« Lappenplastik (mittig) und unter der Haut »versteckte« Lappenplastik mit Monitorinsel (rechts)

Eigengewebe vom Unterbauch: die TRAM-Lappenplastik

TRAM ist ebenfalls ein Akronym und steht für **T**ransverse **R**ectus **A**bdominis **M**yocutaneus flap – also eine quere Unterbauchlappenplastik, die aus Haut und den (partiellen) geraden Bauchmuskel besteht. Die TRAM-Lappenplastik ist der DIEP-Lappenplastik sehr ähnlich. Der einzige, aber bedeutsame Unterschied zwischen beiden besteht darin, dass bei der TRAM-Lappenplastik ein Teil deiner geraden Bauchmuskulatur mit entnommen wird. Dadurch entsteht eine gewisse Bauchwandschwäche, die gegebenenfalls durch die Einlage eines verstärkenden Netzes kompensiert werden muss.

Doch warum wählt man diese Art der Wiederherstellung überhaupt? Prinzipiell wird die DIEP-Lappenplastik zur Brustrekonstruktion bevorzugt. Ist allerdings deren Durchblutungssituation zu unsicher, wird deine Ärztin oder dein Arzt auf eine TRAM-Lappenplastik zurückgreifen. In manchen Fällen kann dies erst während der Operation entschieden werden.

Für die Brustrekonstruktion wird die TRAM-Lappenplastik in der Regel (analog zur DIEP-Lappenplastik) als freie Lappenplastik verwendet. Prinzipiell kann sie jedoch auch gestielt, das heißt ohne Unterbrechung der Blutversorgung, an die Brust verpflanzt werden. Dazu ist eine Tunnelung im

Bauch-/Brustbereich erforderlich. Die Formung der Brust ist dadurch meist weniger vorteilhaft.

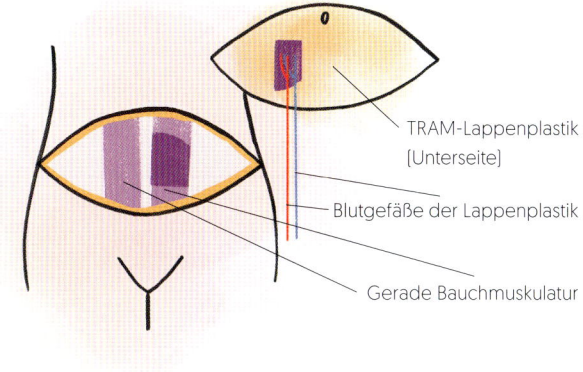

TRAM-Lappenplastik [Unterseite]

Blutgefäße der Lappenplastik

Gerade Bauchmuskulatur

Die Darstellung der Entnahmestelle der TRAM-Lappenplastik sowie deren Unterseite, die im Gegensatz zur DIEP-Lappenplastik einen Teil des geraden Bauchmuskels enthält.

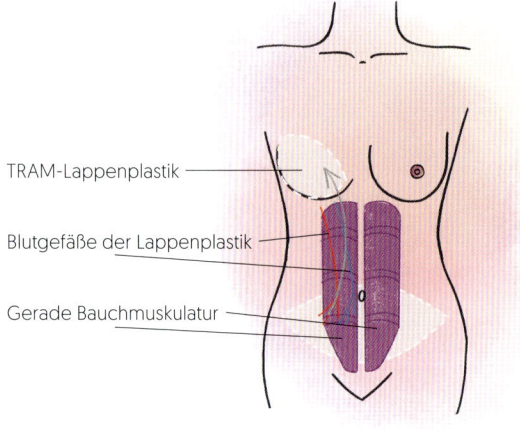

TRAM-Lappenplastik

Blutgefäße der Lappenplastik

Gerade Bauchmuskulatur

Die TRAM-Lappenplastik als gestielte Lappenplastik

Eigengewebe vom Oberschenkel: die TMG-Lappenplastik

Die TMG-Lappenplastik besteht aus Haut- und Muskelgewebe, das von deiner Oberschenkelinnenseite entnommen wird. **TMG** steht für **T**ransverse **M**usculocutaneus **G**racilis, also eine Lappenplastik, die den Gracilis-Muskel sowie eine darüberliegende, quere Hautspindel enthält. Der Gracilis-Muskel ist Teil der Oberschenkel-Adduktoren, einer Muskelgruppe, deren Funktion es ist, den abgespreizten Oberschenkel wieder zur Körpermitte heranzuziehen. Diese Bewegung kann nach Entnahme des Gracilis-Muskels durch die verbleibenden Adduktoren gut kompensiert werden, sodass nach der Operation in der Regel keine Funktionseinschränkung deines Beines zu erwarten ist. Nach der Entnahme der Lappenplastik werden beide Wundränder verschlossen, sodass eine längs verlaufende Narbe an der Oberschenkelinnenseite/in der Leiste entsteht. Da der Muskel bei einer einseitigen Wiederherstellung der Brust nur einseitig entnommen wird, kann dies zu einem Volumenunterschied deiner beiden Oberschenkel führen. In der Regel ist dieser aber unauffällig.

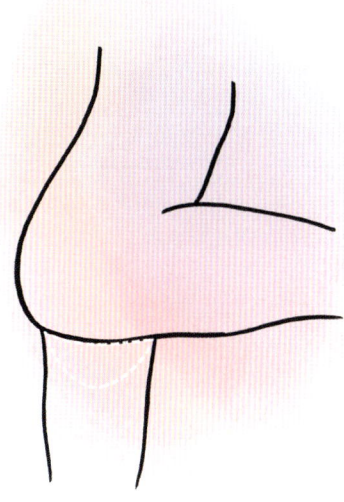

Die Darstellung der Schnittführung einer TMG-Lappenplastik

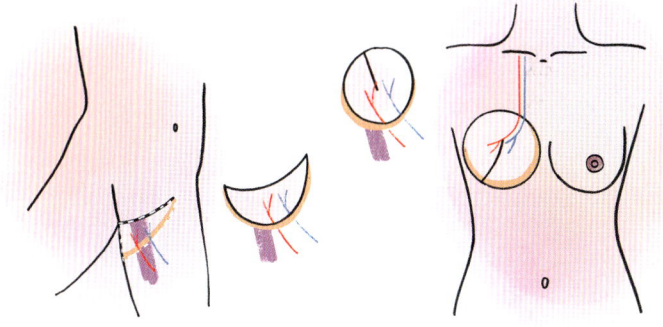

Die Darstellung der TMG-Lappenplastik an der Oberschenkelinnenseite [links] sowie deren Formung und Verpflanzung an die Brust [rechts]

Eigengewebe vom Gesäß: die S-GAP- und I-GAP-Lappenplastik

Neben deinem Bauch und deinen Oberschenkeln bietet auch das Gesäß die Möglichkeit, Gewebe für eine Brustrekonstruktion zu entnehmen: mit der S-GAP- und der I-GAP-Lappenplastik. Dabei sind **S-GAP** bzw. **I-GAP** wiederum Akronyme und stehen jeweils für das Blutgefäß, das die jeweilige Lappenplastik versorgt, nämlich den **S**uperior (oberen) bzw. **I**nferior (unteren) **G**luteal **A**rtery **P**erforator.

Da vor allem bei sehr schlanken Frauen häufig keine Möglichkeit besteht, Eigengewebe vom Bauch oder von den Oberschenkeln zu entnehmen, rückt in diesen Fällen das Gesäß in den Fokus. Allerdings unterscheidet sich die Beschaffenheit deines Gewebes im Gesäßbereich stärker vom Brustgewebe als das tendenziell eher weichere Gewebe von Bauch oder Oberschenkeln. Deine wiederhergestellte Brust wird sich also möglicherweise etwas fester anfühlen als die gesunde Brustseite.

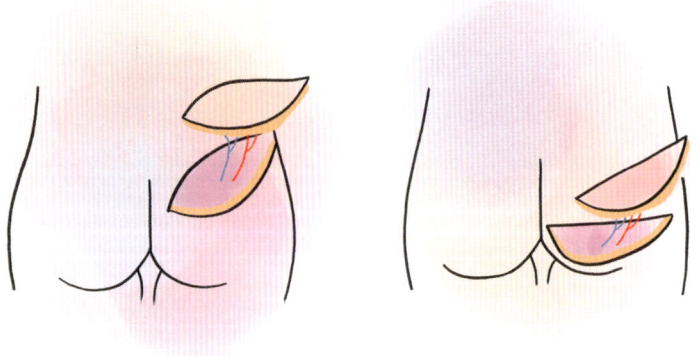

Die Darstellung der S-GAP-Lappenplastik (links) sowie der I-GAP-Lappenplastik (rechts)

Da es sich bei der S-GAP- bzw. I-GAP-Lappenplastik lediglich um Haut und Unterhautfettgewebe handelt, das entnommen wird, brauchst du dich in der Regel nicht um funktionelle Einschränkungen zu sorgen. Die Narbe, die durch die Entnahme des Eigengewebes im Gesäßbereich entsteht, kann jedoch durchaus Probleme verursachen – und insbesondere beim Sitzen unangenehm ziehen oder sogar schmerzhaft sein. Ähnlich wie bei der TMG-Lappenplastik wird das Gewebe bei einer einseitigen Wiederherstellung der Brust ebenfalls nur einseitig entnommen, was zu einem gewissen Volumenunterschied der beiden Gesäßbacken führen kann.

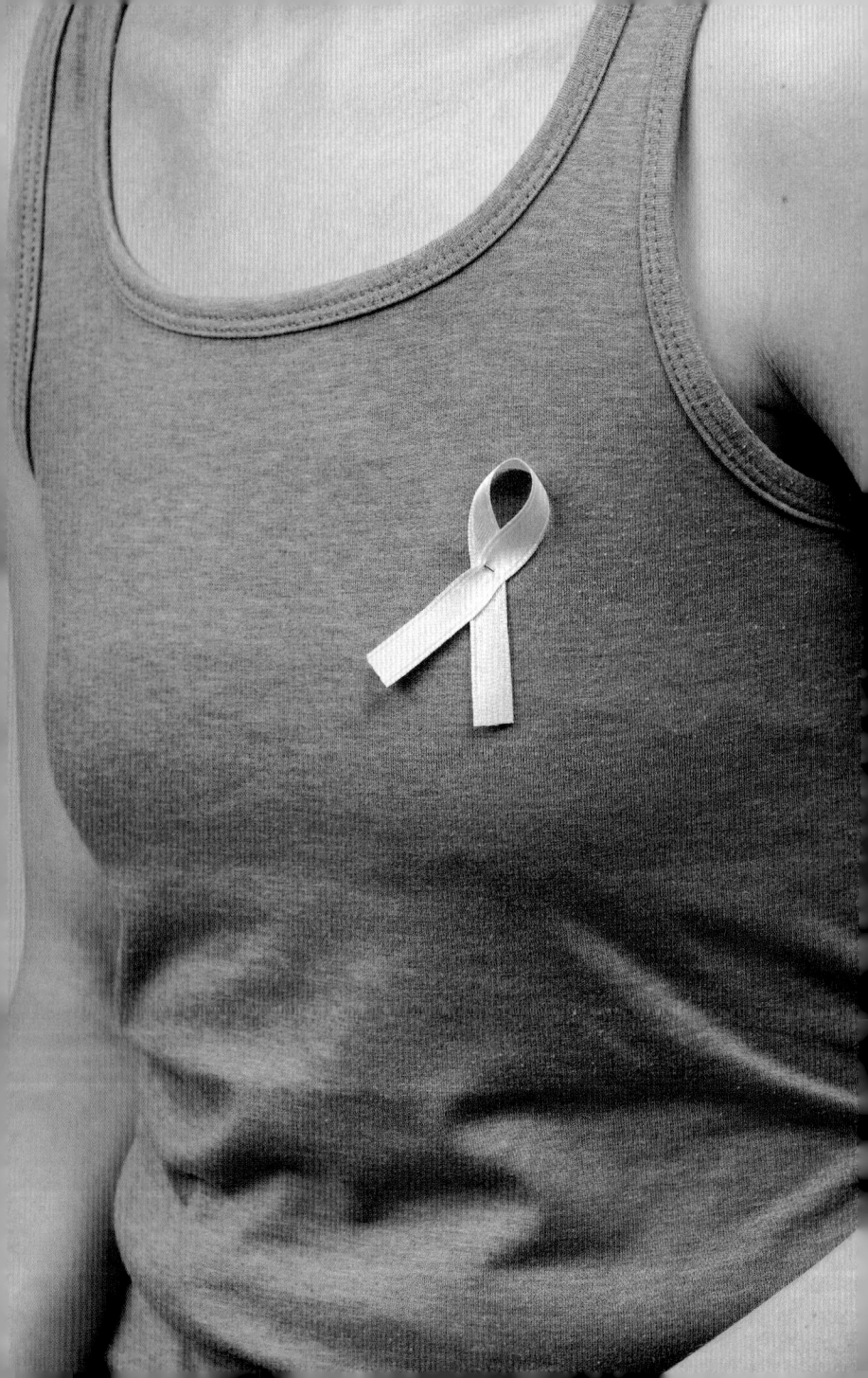

KOMPAKT: Rekonstruktion mit Eigengewebe

- Verfahren zur Wiederherstellung der Brust nach deren vollständiger Entfernung
- bei erfolgter oder geplanter Bestrahlung ist die Rekonstruktion mit Eigengewebe der implantatbasierten Rekonstruktion vorzuziehen
- einzeitig (im Rahmen einer Operation, sogenannte Sofortrekonstruktion) oder zweizeitig (im Rahmen zweier Operationen) möglich; zusätzlich kann in beiden Situationen die Wiederherstellung von Brustwarze und Warzenhof (s. S. 120 ff.) erfolgen sowie die Gegenseite angeglichen werden
- nachhaltigste Form der Brustrekonstruktion (dauerhafte Lösung)
- die Größe der neuen Brust ist abhängig von der Spenderregion sowie deinem Ernährungszustand
- kein Einsatz eines Fremdkörpers
- kein Risiko der Entstehung einer Kapselfibrose
- natürliches Verhalten des Gewebes ähnlich wie bei der Gegenseite
- längere Operationszeit als bei der Rekonstruktion mit einem Implantat
- längere Regenerationszeit als bei der Rekonstruktion mit einem Implantat
- Narben und mögliche Komplikationen durch die Entnahme von körpereigenem Gewebe

Wiederherstellung mit
Eigengewebe und
Implantat

Die Kombination aus Eigengewebe und einem Implantat ist nicht die erste Wahl zur Wiederherstellung deiner Brust. Es gibt jedoch Situationen, in denen die Kombination der beiden Verfahren dennoch sinnvoll ist.

In manchen Fällen ist eine Wiederherstellung der Brust mit einer freien Lappenplastik nicht gewünscht oder nicht möglich – etwa, wenn du unter einer schweren Vorerkrankung leidest. Sollte das auf dich zutreffen, kann eine sogenannte gestielte Lappenplastik zur Wiederherstellung der Brust dienen. Hierbei wird die Durchblutung des Gewebeblockes erhalten, wodurch die Operationszeit in der Regel erheblich verkürzt werden kann und der Eingriff insgesamt deutlich schonender für dich ist.

Für die Entnahme einer gestielten Lappenplastik zur Brustrekonstruktion wird als Spenderregion am häufigsten dein Rücken bzw. die **Latissimus-dorsi-Lappenplastik** gewählt. Die Latissimus-dorsi-Lappenplastik besteht aus einem Anteil des großen Rückenmuskels (*M. latissimus dorsi*) sowie einer darüberliegenden Hautspindel. Zur Brustrekonstruktion wird die Lappenplastik vom Rücken durch deine Achselhöhle auf die Brust geschwenkt. Die Latissimus-dorsi-Lappenplastik wird meist mit einer sehr großen Hautspindel entnommen, sodass auch große Hautdefizite im Bereich der Brust kompensiert werden können.

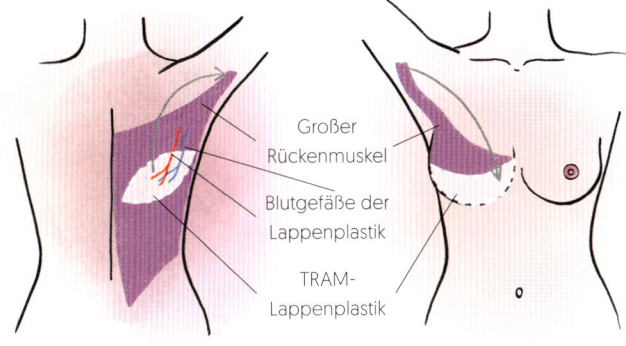

Großer
Rückenmuskel

Blutgefäße der
Lappenplastik

TRAM-
Lappenplastik

Die Latissimus-dorsi-Lappenplastik

Vorteile und mögliche Komplikationen

Da die Latissimus-dorsi-Lappenplastik jedoch eher dünn ist, kann zwar eine große Fläche bedeckt, jedoch möglicherweise nicht das gewünschte Brustvolumen erzielt werden. Das zusätzliche Brustvolumen kann je nach Bedarf durch die Einlage eines geeigneten Implantats hergestellt werden.

Allerdings wird bei der Latissimus-dorsi-Lappenplastik ein Teil deines Rückenmuskels entnommen, der für das Heranziehen deines abgespreizten Armes zum Körper sowie für die Innenrotation des Armes zuständig ist. Diese Funktion kann durch die partielle Entnahme des Muskels geschwächt werden.

Es sind zwar auch gestielte Lappenplastiken vom Bauch möglich. Dazu muss in der Regel aber ein gerader Bauchmuskel entnommen werden, was zu einer Bauchwandschwäche führt, die beispielsweise durch die Einlage eines Netzes kompensiert werden kann. Außerdem lässt sich die neue Brust durch eine gestielte Lappenplastik vom Bauch meist nicht so gut formen wie die Latissimus-dorsi-Lappenplastik vom Rücken.

KOMPAKT: Rekonstruktion mit Eigengewebe und Implantat

- Verfahren zur Wiederherstellung der Brust nach deren vollständiger Entfernung
- kann angewandt werden, sofern keine Brustrekonstruktion mit einer freien Lappenplastik möglich ist bzw. dies nicht gewünscht wird
- Die Latissimus-dorsi-Lappenplastik ermöglicht die Bedeckung großer Hautdefizite, kann jedoch ggf. nicht das gewünschte Brustvolumen generieren, sodass zusätzlich eine Implantateinlage erforderlich ist.
- einzeitig (als Sofortrekonstruktion) oder zweizeitig möglich; zusätzlich kann in beiden Situationen die Wiederherstellung von Brustwarze und Warzenhof erfolgen sowie die Gegenseite angeglichen werden
- Risiko der Entstehung einer Kapselfibrose (falls mit Implantateinlage)
- kürzere Operationszeit als bei der Rekonstruktion mit einer freien Lappenplastik
- Narben und mögliche Komplikationen durch die Entnahme von körpereigenem Gewebe

Wiederherstellung mit
Eigenfett

Eine weitere Möglichkeit, deine Brust wieder aufzubauen, ist die Verwendung von Eigenfett. Anders als bei einer Lappenplastik, bei der ein gesamter Gewebeblock aus einer anderen Region deines Körpers verpflanzt wird, werden hier lediglich körpereigene Fettzellen transferiert (**Lipotransfer**). Diese Fettzellen werden zunächst im Rahmen einer Fettabsaugung (**Liposuktion**) von deinem Bauch, deinen Flanken, Oberschenkeln oder von einer anderen, bevorzugten Körperregion gewonnen. In derselben Operation werden sie dann entsprechend vorbereitet und in die Brust eingespritzt. Dieses Einspritzen der Fettzellen in die Brust wird auch als **Lipofilling** bezeichnet.

Da die eingebrachten Fettzellen direkt nach dem Einspritzen noch über keine eigene Blutversorgung verfügen, werden sie zunächst vom umliegenden Gewebe mit Sauerstoff, Nährstoffen sowie anderen zum Überleben notwendigen Substanzen versorgt. Nicht ausreichend versorgte Fettzellen können nicht anwachsen und sterben folglich ab. Es kann also nur die Menge an Fettzellen eingebracht werden, für die eine ausreichende Versorgung durch das umliegende Gewebe gegeben ist. Deshalb kann deine Brust nicht auf jede beliebige Größe aufgebaut werden.

Prinzipiell sind im Abstand von mehreren Monaten weitere Sitzungen an Lipofilling möglich, um mehr Volumen zu generieren. Dennoch führt das reine Lipofilling nach einer vollständigen Entfernung der Brust meist nicht zu dem gewünschten Brustvolumen.

Vorteile und mögliche Komplikationen

Lipofilling wird in der Regel nicht zur Wiederherstellung einer Brust nach deren vollständiger Entfernung (Mastektomie) eingesetzt. Für die Korrektur von Konturunregelmäßigkeiten oder bei kleinen Volumenunterschieden zwischen beiden Brüsten nach Rekonstruktion der Brust mit Eigengewebe oder einem Implantat ist das Lipofilling dagegen sehr gut geeignet.

Auch nach einer brusterhaltenden Therapie kann ein Lipofilling eingesetzt werden, um kleinere Volumendefekte aufzufüllen, um eine harmonischere Brustform bzw. die Symmetrie zur Gegenseite wiederherzustellen. Da die Studienlage zur Anwendung von Lipofilling unmittelbar nach einer Brustkrebserkrankung derzeit noch nicht eindeutig ist, erfolgt das Lipofilling meist mit einem gewissen zeitlichen Abstand.

Das Prinzip der
Fettabsaugung

Im Rahmen einer Fettabsaugung (Liposuktion) erfolgt die Reduktion von Fettdepots in einer oder mehreren Körperregionen entweder zur Körperformung oder zur Gewinnung von Fettzellen für einen Fetttransfer. Durch eine Liposuktion wird eine dauerhafte Reduktion der Anzahl der Fettzellen erzielt (bei einer Gewichtszunahme erhöht sich nicht die Anzahl der Fettzellen, sondern deren Größe).

Für das postoperative Ergebnis spielt die Hautqualität bzw. deren Elastizität eine entscheidende Rolle: Besitzt deine Haut nämlich nicht die Fähigkeit, sich gut zurückzubilden oder werden sehr große Volumina abgesaugt, können Hautüberschüsse entstehen, die gegebenenfalls Hautstraffungen im Nachgang erfordern. Wenn eine Hautstraffung von vornherein vermieden werden soll, werden bei schlechter Hautqualität geringere Fettgewebsmengen entnommen.

Ablauf der Operation

Vor Beginn der Operation erfolgt zunächst die Anzeichnung der geplanten Liposuktionsareale auf deinem Körper. Je nach Areal und Ausmaß wird die Fettabsaugung bei dir dann in einer Vollnarkose oder im Dämmerschlaf durchgeführt. Nach entsprechender Vorbereitung des Operationsgebietes macht deine Ärztin oder dein Arzt zunächst an strategisch günstigen Stellen ca. 0,5 bis 1 cm lange Hautschnitte, über die anschließend mit einer stumpfen Kanüle (Hohlnadel) eine Kochsalzlösung appliziert wird, die meist ein Medikament enthält, um das Blutungsrisiko zu verringern. Nach einer gewissen Einwirkzeit beginnt die eigentliche Fettabsaugung: Mit einer Kanüle und daran angeschlossenem Sog-System werden die Fettzellen nun aus ihrem Verbund gelöst und abgesaugt.

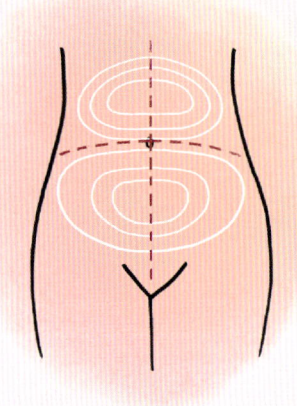

Die Markierung der Fettdepots vor einer Fettabsaugung am Bauch

Der Endpunkt der Operation ist erreicht, sobald die gewünschte Fettgewebs-reduktion erzielt wurde oder die gewünschte Fettmenge für das Lipofilling gewonnen werden konnte. Die kleinen Hautschnitte werden dann mit einer Naht verschlossen. Nach der Operation solltest du eine Weile Kompressions-wäsche tragen, um die Wundheilung zu unterstützen.

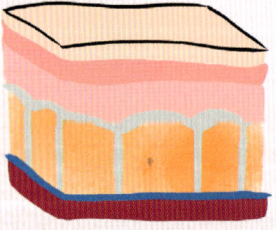 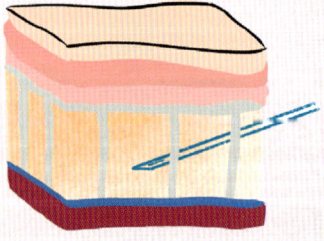

Der Gewebezustand vor (links) und nach einer Fettabsaugung (rechts, mit Absaugkanüle)

KOMPAKT: Rekonstruktion mit Eigenfett

- Verfahren zur Korrektur von Konturunregelmäßigkeiten oder bei kleinen Volumenunterschieden zwischen beiden Brüsten nach Rekonstruktion der Brust mit Eigengewebe oder einem Implantat
- Verfahren für die Auffüllung kleinerer Volumendefekte nach einer brusterhaltenden Therapie
- KEIN Verfahren zur vollständigen Wiederherstellung der Brust nach deren vollständiger Entfernung
- Lipofilling erfolgt meist mit einem gewissen zeitlichen Abstand zur primären Operation.

Die **Angleichung** der Gegenseite

Durch die Behandlung einer einseitigen Brustkrebserkrankung bzw. durch die Wiederherstellung deiner Brust entsteht meist eine **Brustasymmetrie**. Das Problem: Die rekonstruierte Brust unterscheidet sich häufig sowohl in der Größe als auch in der Form von deiner gesunden Brust.

Als paariges Organ spielt die Symmetrie deiner Brust nicht nur optisch eine bedeutende Rolle. Insbesondere große Volumen- bzw. Gewichtsunterschiede zwischen beiden Seiten können auch zu Fehlhaltungen führen, die mit Rücken- oder Nackenschmerzen einhergehen. Daher ist vor allem bei großen oder stark erschlafften Brüsten eine operative Anpassung deiner nicht erkrankten Brust an die Gegenseite nach deren Wiederherstellung

Gut zu **wissen**

Mit einer gewissen Wahrscheinlichkeit ist die Entstehung einer Brustasymmetrie hinsichtlich der Größe bereits vor der operativen Brustkrebstherapie absehbar und sollte daher bereits von Anfang an in die Planung des operativen Prozederes miteinbezogen werden.

sinnvoll. Bei großen Brüsten wird im Rahmen der Anpassung eine Brustver-kleinerung der gesunden Seite durchgeführt. Bei erschlafften Brüsten erfolgt lediglich eine Mastopexie (Bruststraffung) ohne Volumenreduktion.

Entstünde im Rahmen der operativen Brustkrebstherapie über einen längeren Zeitraum eine ausgedehnte Brustasymmetrie, so könnte auch be-reits bei der primären Operation, also der Tumorentfernung, eine Verklei-nerung der gesunden Gegenseite durchgeführt werden. So können ausge-dehnte Asymmetrien von vornherein vermieden werden.

In manchen Fällen kann auch eine Vergrößerung deiner gesunden Brust gewünscht sein. Die Vergrößerung der Brust kann je nach Zielgröße bei-spielsweise durch die Einlage eines Silikonimplantats oder durch Lipofil-ling (ggf. in mehreren Sitzungen, s. S. 115) erzielt werden.

KOMPAKT: Asymmetrie der Brust aufheben

- Die Entstehung einer Brustasymmetrie ist häufig vor der operativen Brust-krebstherapie absehbar und sollte daher von Anfang an in die Planung des operativen Prozederes miteinbezogen werden.
- Volumenunterschiede bzw. Gewichtsunterschiede zwischen beiden Seiten können zu Fehlhaltungen führen, die mit Rücken- oder Nackenschmerzen einhergehen.
- Bei großen Brüsten wird im Rahmen der Anpassung eine Brustverkleinerung der gesunden Seite durchgeführt.
- Bei erschlafften Brüsten erfolgt lediglich eine Bruststraffung ohne Volumen-reduktion.

Brustwarze und Brustwarzenhof neu modellieren

Möchtest du nach der Wiederherstellung deiner Brust auch Brustwarze und Brustwarzenhof wiederherstellen lassen, gibt es dazu prinzipiell zwei Möglichkeiten: **operativ** oder **durch Tätowierung**. Beide Verfahren können auch kombiniert eingesetzt werden, indem man nach operativer Wiederherstellung der Brustwarze den Brustwarzenhof tätowiert.

Die Wiederherstellung der Brustwarze und des Brustwarzenhofes ist der letzte Schritt der Brustrekonstruktion. Sie erfolgt erst nach dem vollständigen Aufbau der Brustform sowie gegebenenfalls nach der Angleichung der Gegenseite. Außerdem sollte die vollständige Abheilung und Abschwellung nach der Operation abgewartet werden, sodass stabile Weichteilverhältnisse auf beiden Seiten vorliegen. In der Regel solltest du dazu etwa sechs Monate warten, erst dann kann die richtige Position der zu rekonstruierenden Brustwarze, symmetrisch zur Gegenseite, festgelegt werden.

Operative Wiederherstellung

Die Brustwarze kann durch verschiedene Verfahren operativ wiederhergestellt werden. Am häufigsten wird die Brustwarze aus lokalem Gewebe am Punkt der höchsten Projektion der Brust geformt – vor allem dann, wenn deine Brustrekonstruktion durch Eigengewebe erfolgt ist. Durch eine entsprechende Formung des örtlichen Gewebes erhält deine Brustwarze ihre tastbare Erhabenheit.

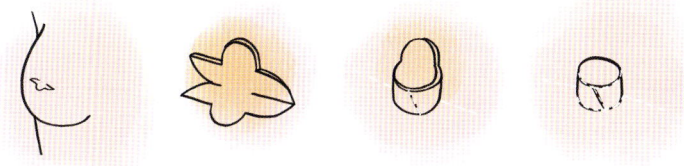

Die Wiederherstellung der Brustwarze durch die Formung von Gewebe vor Ort

Ist der Haut- bzw. Weichteilmantel allerdings im Bereich der gewünschten Brustwarzenposition sehr dünn, ist dieses Verfahren zur Brustwarzenrekonstruktion für dich weniger gut geeignet. Denn die Projektion (Höhe) der Brustwarze wird durch die Dicke des Haut- bzw. Weichteilmantels limitiert. Vor allem nach einer Brustrekonstruktion mit einem Implantat ist dieser Mantel häufig sehr dünn. In diesen Fällen kann beispielsweise ein Anteil der Brustwarze der Gegenseite verpflanzt werden (sog. Transplantat bzw. **nipple-sharing**).

Insgesamt ist die Wiederherstellung deiner Brustwarze ein vergleichsweise kleiner operativer Eingriff, der in örtlicher Betäubung durchgeführt werden kann.

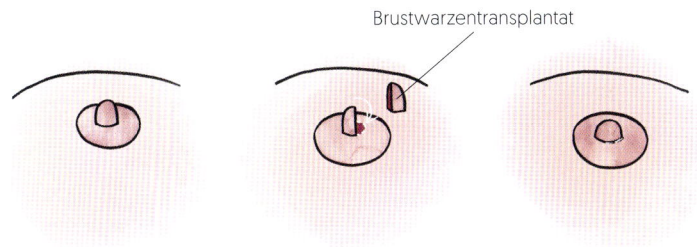

Brustwarzentransplantat

Die Wiederherstellung der Brustwarze durch ein Brustwarzentransplantat von der Gegenseite

Auch der Brustwarzenhof kann durch Verpflanzung von Brustwarzenhofgewebe der Gegenseite wiederhergestellt werden. Ist das von dir gewünscht, muss die Wiederherstellung der Brustwarze bzw. des Brustwarzenhofes im selben Eingriff wie die Anpassung der Gegenseite erfolgen.

Im Rahmen der angleichenden Bruststraffung bzw. Brustverkleinerung wird deine Ärztin oder dein Arzt in der Regel auch eine Verkleinerung des Brustwarzenhofes vornehmen, indem dieser teilweise entfernt wird. Dieser Anteil des Brustwarzenhofes wird zur Wiederherstellung der Gegenseite verwendet. Als Entnahmestelle für ein Brustwarzenhoftransplantat kommen aber auch andere Körperregionen wie beispielsweise überschüssige Oberliderhaut oder deine Leistenhaut infrage.

Wiederherstellung durch Tätowierung

Deine Brustwarze und der Brustwarzenhof können auch ohne Operation durch eine medizinische Tätowierung zumindest optisch wiederhergestellt werden. Analog zur operativen Wiederherstellung wird zunächst die Position von Brustwarze und Brustwarzenhof symmetrisch zur Gegenseite festgelegt. Anschließend werden der Gegenseite entsprechende Farbpigmente ausgewählt und mit einer feinen Nadel an der gewünschten Stelle in die Haut eingebracht. Durch spezielle Techniken kann sogar ein dreidimensionales Aussehen der Brustwarze kreiert werden. Im Gegensatz zu den operativen Verfahren zur Wiederherstellung der Brustwarze kann jedoch keine Erhabenheit erzeugt werden.

Die Kombination von operativer Wiederherstellung der Brustwarze sowie Tätowierung des Brustwarzenhofs vereint Vorteile beider Verfahren. Einerseits wird die Brustwarze dreidimensional nachgebildet und ist somit erhaben. Andererseits kann durch die Pigmentierung eine gute farbliche Symmetrie zur Gegenseite erreicht werden.

KOMPAKT:
Rekonstruktion von Brustwarze und Brustwarzenhof

- Die Wiederherstellung von Brustwarze und Brustwarzenhof ist operativ oder durch Tätowierung möglich.
- Die Wiederherstellung von Brustwarze und Brustwarzenhof erfolgt nach dem vollständigen Aufbau der Brustform und bei stabilen Weichteilverhältnissen.
- Operativ kann die Brustwarze durch entsprechende Formung des örtlichen Gewebes oder durch eine Gewebeverpflanzung wiederhergestellt werden. Die Brustwarze erhält dadurch ihre Erhabenheit.
- Der Brustwarzenhof kann ebenfalls durch eine Gewebeverpflanzung wiederhergestellt werden.
- Alternativ können Brustwarze und Brustwarzenhof durch Tätowierung wiederhergestellt werden.
- Auch eine Kombination von Operation und Tätowierung ist möglich: So kann beispielsweise nach operativer Wiederherstellung der Brustwarze der Brustwarzenhof tätowiert werden.

Die **Brustprothese** – Alternative ohne Operation

Selten entscheiden sich Patientinnen nach einer vollständigen Entfernung gegen eine operative Wiederherstellung der Brust. Gehörst du zu den Frauen, die dem operativen Brustaufbau eher kritisch gegenüberstehen, kannst du eine Brustasymmetrie durch eine Brustprothese zumindest optisch ausgleichen.

Brustprothesen bestehen meist aus einem Silikon- oder Schaumstoffkissen, das in den BH eingelegt oder auf die Brusthaut aufgeklebt werden kann. Prinzipiell unterscheidet man zwischen **Vollprothesen**, die nach einer vollständigen Entfernung der Brust zum Einsatz kommen, und **Teilprothesen**, die nach einer brusterhaltenden Therapie Verwendung finden können.

Brustprothesen sind hinsichtlich Form, Größe, Haptik und Gewicht einer natürlichen Brust nachempfunden, Teilprothesen ergänzen die Brustform lediglich im gewünschten Bereich. Das Ziel der Prothesen ist es, den vorhandenen Volumenunterschied zur Gegenseite auszugleichen. Auch Haltungsschäden bzw. Dysbalancen im Bewegungsapparat kann durch die Einlage einer Brustprothese vorgebeugt werden.

Nur sehr selten ist eine operative Wiederherstellung der Brust aus medizinischer Sicht nicht möglich oder sinnvoll. In diesen Fällen sind Brustprothesen eine gute Alternative. Manche Patientinnen entscheiden sich auch aufgrund ihres fortgeschrittenen Alters dagegen und/oder weil sie (zunächst) keine weiteren Operationen mehr wünschen – das ist alles möglich. Wichtig ist, dass du mit deiner Entscheidung langfristig zu deinem physischen und psychischen Wohlbefinden beiträgst.

Alles auf einen **Blick**

In den vorangegangenen Kapiteln wurden die einzelnen Möglichkeiten der Brustrekonstruktion bereits ausführlich beschrieben. In der nachfolgenden Grafik ist die Brustrekonstruktion nun im Überblick dargestellt.

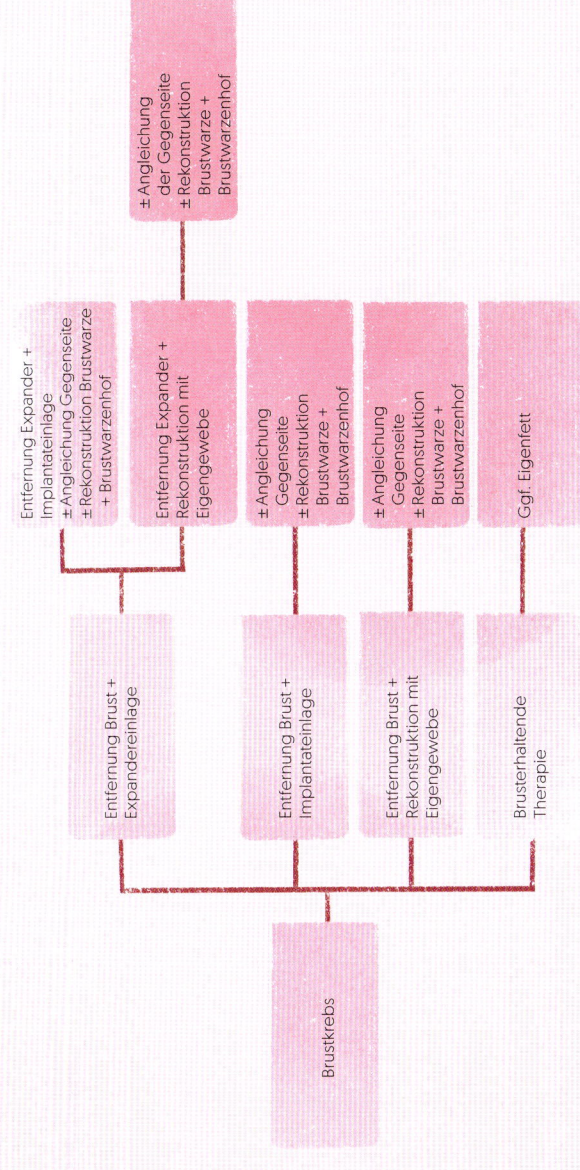

Brustkrebs

Entfernung Brust + Expandereinlage

Entfernung Expander + Implantateinlage ± Angleichung Gegenseite ± Rekonstruktion Brustwarze + Brustwarzenhof

Entfernung Expander + Rekonstruktion mit Eigengewebe

± Angleichung der Gegenseite ± Rekonstruktion Brustwarze + Brustwarzenhof

Entfernung Brust + Implantateinlage

± Angleichung Gegenseite ± Rekonstruktion Brustwarze + Brustwarzenhof

Entfernung Brust + Rekonstruktion mit Eigengewebe

± Angleichung Gegenseite ± Rekonstruktion Brustwarze + Brustwarzenhof

Brusterhaltende Therapie

Ggf. Eigenfett

Zurück
in den Alltag

Wie du gelesen hast, konzentriert sich dieses Buch auf die verschiedenen Möglichkeiten und Verfahren zur Wiederherstellung der Brust nach einer Brustkrebserkrankung. In diesem Kapitel zeige ich dir, wie es einen Weg zurück in den Alltag für dich gibt.

Zur Genesung
aktiv beitragen

Es liegt in der Natur der Sache, dass einige Themen, die dich während deiner Erkrankung ebenfalls interessieren und beschäftigen dürften, in diesem Buch unberücksichtigt geblieben sind. Zumindest in kurzen Schlaglichtern sollen Sie dennoch hier Erwähnung finden. Die im Anhang ab S. 135 zusammengestellten Literaturempfehlungen und die ab S. 130 genannten Adressen können dir hier weiterhelfen – und natürlich das dich betreuende Team in deinem Brustzentrum. Du sollst dich nach überstandener Erkrankung in deinem Körper (wieder) wohlfühlen, das ist das Ziel!

Für deine Krankheitsbewältigung ist es sehr wichtig, dass du dir deine **Erkrankung bewusst machst** – Wissen kann deine Ängste reduzieren. Ich rate dir: Sprich offen über deine Diagnose, sowohl mit Angehörigen als auch mit dem medizinischen Personal, das fördert nicht nur das Verständnis, sondern ermöglicht auch den Aufbau einer unterstützenden Gemeinschaft.

Deine **aktive Teilnahme am Behandlungsprozess**, wie beispielsweise das Verständnis der verschiedenen Therapieoptionen und der Möglichkeiten zur Wiederherstellung deiner Brust, kann dir ein Gefühl der Kontrolle zurückgeben und die Entscheidungsfindung erleichtern. Auch **Selbsthilfegruppen und psychosoziale Unterstützung** können eine wichtige Rolle spielen. Der Austausch von Erfahrungen mit anderen Betroffenen schafft nicht nur Verbindungen, sondern kann dir gleichzeitig bewährte Bewältigungsstrategien vermitteln.

Insgesamt ist die Krankheitsbewältigung bei Brustkrebs ein sehr individueller Prozess, der auf Information, Offenheit und aktiver Teilnahme basiert. Daher solltest du all deine Ressourcen nutzen, Unterstützung suchen und eine positive Einstellung pflegen. So kannst du die Herausforderungen deiner Brustkrebserkrankung besser annehmen und überwinden.

Rehabilitation nach der Erkrankung

Die Rehabilitation nach einer Brustkrebserkrankung ist ein vielseitiger und -schichtiger Prozess, der darauf abzielt, deine körperlichen Funktionen wiederherzustellen, dir psychosoziale Unterstützung anzubieten und deine Lebensqualität zu verbessern.

So spielt die Physiotherapie eine Schlüsselrolle bei der Wiederherstellung deiner gewohnten Beweglichkeit und Stärke. Eine psychosoziale Unterstützung durch Beratung und ggf. auch durch eine Gruppentherapie soll dir helfen, emotionale Belastungen besser zu bewältigen. Die Ernährungsberatung fördert eine ausgewogene Ernährung, während die berufliche Rehabilitation dich bei der Wiederaufnahme deiner beruflichen Tätigkeiten unterstützt.

Nach einer Brustkrebserkrankung zurück in den Alltag zu finden, erfordert viel Geduld und Selbstfürsorge. Sprich mit Freunden, deiner Familie oder einem Therapeuten, um Gefühle besser zu verarbeiten. Gesunde Lebensgewohnheiten, körperliche Aktivität und die Wiederaufnahme deiner beruflichen Tätigkeit unterstützen diesen Prozess.

Netzwerk nutzen,
Hilfe annehmen

Ich freue mich, wenn ich dir mit diesem Buch einen verständlichen Überblick über Brustkrebs und die Wiederherstellung der weiblichen Brust vermitteln und dir somit einen Leitfaden an die Hand geben konnte. Ich wünsche dir, dass du deinen individuellen Weg der Krankheitsbewältigung findest und bald mit stolzer Brust in deinen Alltag zurückkehren kannst!

Zum Schluss ist es mir noch einmal wichtig zu betonen, dass du mit der gesicherten Diagnose Brustkrebs unbedingt in einem zertifizierten Brustzentrum angebunden sein solltest. Denn nur dort arbeiten verschiedene Fachdisziplinen eng verzahnt miteinander, um dir eine ideale Brustkrebsbehandlung zu ermöglichen. Insgesamt solltest du dich sowohl fachlich als auch menschlich in deinem Brustzentrum gut aufgehoben fühlen.

Eine gute Übersicht mit entsprechenden Kontaktdaten aller Brustkrebszentren in Deutschland findest du unter:
www.senologie.org/brustzentren

Hilfreiche Informationsquellen rund um das Thema Brustkrebs findest du unter:
www.krebsinformationsdienst.de
www.krebsgesellschaft.de
www.krebshilfe.de
www.krebsdaten.de

Weitere Informationsquellen

https://www.leitlinienprogramm-onkologie.de/leitlinien/mammakarzinom

Darüber hinaus gibt es zahlreiche Selbsthilfegruppen, denen du dich anschließen kannst und die für dich ganz besonders wertvoll sein können, denn sie bieten dir eine unterstützende Gemeinschaft, in der du deine Erfahrungen und Emotionen teilen kannst. Durch den Austausch von Informationen mit anderen Betroffenen verbesserst du nicht nur dein Krankheitsverständnis, sondern du erhältst oft auch praktische Ratschläge, die dir im Umgang mit deiner Erkrankung weiterhelfen können.

Und: Gehst du einen Weg gemeinsam mit jemandem, ist er oft weniger beschwerlich als allein! Am besten erkundigst du dich in deinem Brustzentrum nach Selbsthilfegruppen, denn so findest du Betroffene in deiner räumlichen Umgebung.

Checkliste für
deine **Arztgespräche**

Du wirst in der nächsten Zeit zahlreiche Gespräche mit deinen Ärztinnen und Ärzten führen, und es ist ganz normal, dass du dabei zumindest manchmal ziemlich aufgeregt bist. Damit die Gespräche sinnvoll ablaufen und du in der Gesprächssituation all deine Fragen klären kannst, solltest du dich auf jedes Arztgespräch vorbereiten. So kannst du die kommenden Schritte selbstbewusst und aktiv gehen.

Die folgenden Tipps können dir dabei helfen:

- Gehe nicht allein zum Termin, sondern nimm dir einen lieben Menschen mit. Vier Ohren hören mehr als zwei!
- Bringe bereits vorhandene Befunde, ärztliche Berichte und gegebenenfalls auch Bildmaterialien zum Gespräch mit, so hast du alle Informationen stets griffbereit.
- Notiere dir im Voraus deine Fragen, um sicherzustellen, dass du während des Gesprächs nichts vergisst und alle Unklarheiten klären kannst. Es kann hilfreich sein, dir auch während des Gesprächs Notizen zu machen, also halte einen Stift bereit, um wichtige Informationen für dich festzuhalten.
- Und: Frage immer nach, wenn du etwas nicht verstanden hast – trau dich gegebenenfalls auch mehrfach nachzufragen, wenn dir etwas unklar ist!

Die folgenden Themen können dir als Leitfaden dienen und dir dabei helfen, deine Gedanken und Fragen zu ordnen:

- allgemeine Fragen zum Thema Brustkrebs
- detaillierte Fragen zu deinem Tumor bzw. dessen Eigenschaften
- allgemeine Fragen zur Behandlung

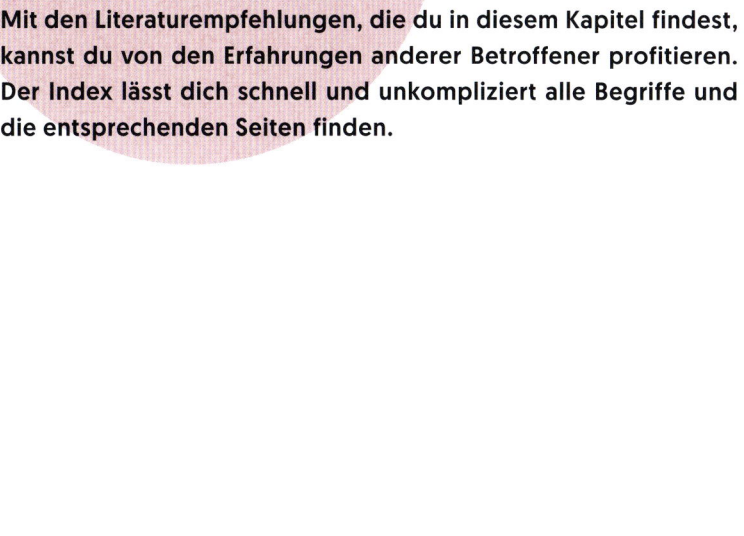

Anhang

Mit den Literaturempfehlungen, die du in diesem Kapitel findest, kannst du von den Erfahrungen anderer Betroffener profitieren. Der Index lässt dich schnell und unkompliziert alle Begriffe und die entsprechenden Seiten finden.

Literaturempfehlungen

Liebe Leserin, du bist mit deiner Brustkrebsdiagnose nicht allein! Die nachfolgenden Buchempfehlungen sind Werke von Frauen, die selbst von Brustkrebs betroffen waren und von ihren Erfahrungen erzählen. Die Geschichten dieser Frauen können auch für dich eine wertvolle Unterstützung auf deinem Weg durch die Brustkrebserkrankung und -behandlung sein.

Bülter, T. (2022). Brust raus: Wie ich den Krebs besiege und dabei ICH bleibe. Lübbe.

Eigemann, K. (2017). Diagnose: Brustkrebs: Eine wahre Mutmach- und Liebesgeschichte. TWENTYSIX.

Irmer, E. (2022). Mutmacherinnen – Power-Impulse für ein Leben mit Brustkrebs: Brustkrebs Ratgeber mit 24 persönlichen Erfahrungsberichten und pragmatischen Tipps für Betroffene und ihr Umfeld. KLHE – GbR Christopher Klein & Jens Helbig.

Nieland, A. (2022). Der Gewinn: Meine Erfahrung mit der Diagnose Brustkrebs in Zeiten von Corona und warum ich trotz alledem nicht verloren habe. BoD – Books on Demand.

Otto, S. (2018). Mein Lauf ins Leben: Sport als Rettungsanker nach der Krebsdiagnose. Meyer & Meyer.

Racz, M. (2021). EINE VON ACHT: Mein Leben mit Brustkrebs. Verlag am Rande.

Seipel, N. (2021). Edward – mein Brustkrebs: Krebs mit Happy End? Independently published.

Staudinger, N. (2018). Brüste umständehalber abzugeben: Mein Leben zwischen Kindern, Karriere und Krebs. Eden Books – ein Verlag der Edel Verlagsgruppe.

Index

Danksagung

An dieser Stelle möchte ich die Gelegenheit nutzen, mich bei allen zu bedanken, die mich auf meinem Weg begleitet und unterstützt haben. Insbesondere danke ich allen betroffenen Frauen, die ihre Erfahrungen mit mir geteilt haben und mir damit geholfen haben, dieses Buch zu schreiben. Ihre Geschichten haben mir gezeigt, wie wichtig es ist, betroffenen Frauen einen Leitfaden an die Hand zu geben und ihnen Mut zu machen.

Ein besonderer Dank gilt Frau Dr. Ursula Stern, die mir vor allem bei der Ausarbeitung des gynäkologischen Teils des Buches wertvolle Hinweise gegeben hat. Herrn Professor Prantl danke ich für seine inspirierende Unterstützung im Rahmen meiner Weiterbildung zur Fachärztin für Plastische und Ästhetische Chirurgie.

Ein weiteres Dankeschön geht an meine Erstlektorin Frau Carola Kupfer für ihre zahlreichen Ratschläge. Für das finale Lektorat danke ich Frau Ulrike Burgi. Frau Kathrin Frank möchte ich für die großartigen Illustrationen danken, die dieses Buch viel anschaulicher machen.

Frau Nicole Janke möchte ich für ihre Unterstützung und ihre inspirierenden Vorschläge zur Verbesserung der Zugänglichkeit dieses Buches herzlich danken.

Außerdem möchte ich mich bei meinen Korrekturleserinnen und Freundinnen bedanken, die mich motiviert haben, dieses Buch weiter auszuführen, insbesondere bei Scarlet, Emilie und Sally.

Schließlich möchte ich mich bei meiner Familie bedanken, meinen Eltern Annelies und Gerhard, meinem Bruder Julian sowie meinem Ehemann Federico. Ohne eure liebevolle Unterstützung und Ermutigung wäre die Realisierung dieses Buches nicht möglich gewesen. Ich danke euch von ganzem Herzen.

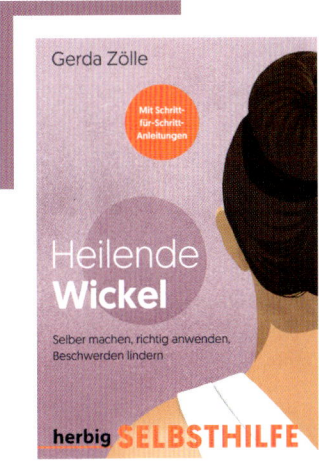

Die ganzheitliche Heilmethode – neu entdeckt

Lavendelwickel bei Husten, eine Quarkauflage bei Gelenk-entzündung – die Heilkraft von Wickeln und Auflagen ist altbewährt. Gerda Zölle bietet in diesem Buch kompaktes Wissen zu diesem wohltuenden Heilmittel. Schritt-für-Schritt-Anleitungen für Wickel und Auflagen mit Salben, Ölen und Essenzen, Rezepte gegen häufige Beschwerden und Tipps zur effektiven Anwendung machen es auch Laien leicht, sofort loszuwickeln. Mit Porträts der wichtigsten Wirksub-stanzen, Indikationsregister sowie Bezugsadressen.

Gerda Zölle
HEILENDE WICKEL
128 Seiten · ISBN 978-3-96859-009-7

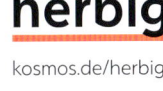

kosmos.de/herbig

Bildnachweis

Mit 35 Farbillustrationen von Kathrin Frank: S. 13, 15, 27, 30, 34, 51, 57, 58, 63, 71, 76, 78, 79, 86, 88, 89, 90, 93, 96, 99, 101–106, 111, 116, 121, 125.

Mit 1 Abbildung von Adobe: S. 108 (©andreaobzerova).

Mit 7 Abbildungen von istock: S. 3 (©Liudmila Chernetska),), 5 (©LightFieldStudios), 41 (©Wavebreakmedia), 47 (©TonyWang), 53 (©GeorgeRudy), 69 (©Marcela Ruth Romero), 133 (©Wavebreak).

Impressum

Umschlaggestaltung von Gramisci Editorial Design, München/Sandra Gramisci, unter Verwendung einer Illustration von Adobe Stock/momoi12, sowie eines Fotos von Adobe Stock / HBS.

Unser gesamtes Programm finden Sie unter **kosmos.de/herbig**

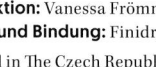

Gedruckt auf chlorfrei gebleichtem Papier

© 2024, herbig in der
Franckh-Kosmos Verlags-GmbH & Co. KG,
Pfizerstraße 5–7, 70184 Stuttgart
info@kosmos.de

Alle Rechte vorbehalten
Wir behalten uns auch die Nutzung von uns veröffentlichter Werke für Text und Data Mining im Sinne von §44b UrhG ausdrücklich vor.

ISBN 978-3-96859-081-3

Projektleitung und Redaktion: Nicole Janke
Lektorat: Ulrike Burgi, Köln
Gestaltungskonzept: bux design, München
Gestaltung und Satz: Reemers Publishing Services GmbH, Krefeld
Bildbearbeitung: typopoint GbR, Ostfildern
Produktion: Vanessa Frömmig
Druck und Bindung: Finidr, s.r.o., Český Těšín

Printed in The Czech Republic / Imprimé en République Tchèque